Die mRNA-1

CW01433257

Für Karin

Für Luise

Für Alma

Für Rosa

Inhaltsverzeichnis

Vorwort

Die mRNA-Therapie ist inzwischen ein heißes Thema und Milliarden von Menschen haben sich in den letzten 12 Monaten viele Gedanken darüber gemacht. Denn mit der Corona-Pandemie wurde das Thema der mRNA-Therapie plötzlich aus einer Nische, für die sich bisher nur schusselige Wissenschaftlicher interessierten, mitten in die öffentliche Diskussion katapultiert.

Obwohl seit mehr als 50 Jahren bereits an der mRNA-Therapie geforscht wird, gab es bislang keine im Alltag eingesetzten Produkte oder Medikamente. Aber das änderte sich schlagartig als 2020 die ersten Impfstoffe gegen das Coronavirus entwickelt wurden und dazu auch die mRNA-Impfstoffe der Firmen Biontech und Moderna zählten.

Was der eine oder andere vielleicht bereits weiß, jedoch für viele noch im Dunkeln liegt: Die mRNA-Technik ist längst nicht nur auf die Covid-19-Impfstoffe beschränkt. Vielmehr gibt es ein ganzes Arsenal an Einsatzmöglichkeiten und weltweit forschen im Jahr 2021 etliche Firmen an Dutzenden von weiteren mRNA-Präparaten, die als Impfungen, Krebstherapie, zur Behandlung von Gendefekten, bei Auto-Immunerkrankungen und vielen anderen Krankheiten eingesetzt werden soll.

Aktuell gibt es leider wenig Literatur über die mRNA-Therapie und ihre Möglichkeiten und Chancen und ich hoffe, dass ich diese Lücke mit diesem Buch ein wenig schließen kann.

Das Ziel dieses Buches ist es, dem interessierten Menschen wie Du und ich einen Eindruck zu geben, was die mRNA-Therapie eigentlich ist, was da möglicherweise in den nächsten Jahren auf uns zukommt und ob sie tatsächlich das hält kann, was einige Wissenschaftler versprechen: Eine Revolution der Medizin!

Um die Zusammenhänge möglichst verständlich darzustellen, haben ich dabei die immunologischen Fakten zum Teil stark vereinfacht. Lesen Sie dazu vergleichsweise einen Ausschnitt aus dem Wikipedia-Artikel zur mRNA-Impfstoffen: "(...) erfolgt anschließend (...) eine Präsentation der Epitope des Antigens auf einem dafür vorgesehen Proteinkomplex der Zelloberfläche, dem Haupthistokombatibilitätskomplex MHC I...(...)". Wer das verstehen will, braucht eigentlich ein Hochschulstudium im naturwissenschaftlichen Bereich als Hintergrund. Das ist ausgesprochen **nicht** das Ziel dieses Buches.

Zur besseren Verständlichkeit habe ich versucht, die Zusammenhänge soweit zu vereinfachen und die grafischen Illustrationen so wenig kompliziert wie möglich zu gestalten. Ich hoffe, das ist mir soweit gelungen, ohne dass für Sie wichtige Fakten oder Zusammenhänge fehlen. Wenn es in dem einen oder anderen Fall für Sie zu simpel geworden ist, tut es mir leid. Aber gleichzeitig hoffe ich, dass möglichst viele interessierte Menschen durch die allgemein verständliche Darstellung einen spannenden Zugang zur faszinierenden Welt der mRNA-Therapie erhalten. Wer tiefer in die Materie einsteigen will, findet sicherlich Fachliteratur zu Hauf - dieses Büchlein soll nicht dazu gehören!

Weiterhin möchte ich noch ein Wort zu den Quellenangaben verlieren. Streng wissenschaftlich ist es geboten, jede Aussage mit einer Quellenangabe zu belegen. Politiker verlieren ja in den letzten Jahren reihenweise ihre Doktortitel, weil damit eher kreativ verfahren wurde... Ich habe bewusst auf viele Quellen verzichtet. Lediglich die neusten wissenschaftlichen Arbeiten habe ich angeführt. Ich glaube, es hilft niemandem, wenn ich seitenlang wissenschaftliche Studien oder Internet-Links mit Datum des letzten Aufrufes auflilste. Wenn Sie zu einem bestimmten Thema mehr wissen möchten, hilft Google mit den nötigen Stichwörtern schnell weiter. Ich hoffe, Sie können mit dieser Ungenauigkeit im Dienste der Lesbarkeit leben und haben trotzdem Ihren Spaß mit meinem Buch.

Ihr Dr. Daniel Schmitz-Buchholz

Freiburg, Juli 2021

Grundlagen

Was ist eigentlich die mRNA?

mRNA ist eine Abkürzung und bedeutet messenger-RNA oder noch weiter ausgeschrieben "messenger ribonuclein acid" oder auf deutsch: "Boten-Ribonuclein-Säure". Vergessen Sie als Laie am besten den Teil der "Ribonuclein-Säure". Der sagt lediglich aus, woraus die RNA besteht und das ist für das Verständnis der Funktion und Aufgabe der RNA eigentlich gar nicht wichtig. Ob sie aus Zuckerwatte oder Ribonucleinsäure besteht, ist erstmal egal. Viel wichtiger ist, dass es sich offenbar um etwas handelt, was als Bote unterwegs ist, "Botschaften" beziehungsweise Informationen transportieren kann. Und das ist tatsächlich die Kernaufgabe der RNA: Sie transportiert Botschaften im Körper.

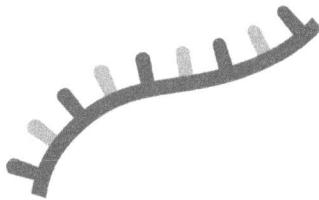

Abbildung 1: eine mRNA stark vereinfach dargestellt als eine Kette von Informationen.

Das, was im obigen Bild aussieht wie eine Wimpernreihe, ist die mRNA - eine lange Kette aus einzelnen Informationen, die zusammen einen Sinn ergeben.

Aber damit wir verstehen, welche Informationen damit wann und wohin transportiert werden, müssen wir zunächst einen genaueren Blick auf den menschlichen Körper werfen und uns klar machen, aus was der Körper aufgebaut ist: aus einer unzähligen Menge an Zellen.

Und was sind eigentlich Zellen?

Im Grunde sind Zellen nichts anderes als die kleinsten Bausteine unseres Körpers, die selbst als kleine Einheit für sich funktionieren. Sie haben bestimmte Bedürfnisse, brauchen Ernährung, können sich bewegen, können sterben und haben meistens eine ganz spezielle Aufgabe, der sie im Körper nachgehen. Denken Sie dabei an die roten Zellen des Blutes, die den Sauerstoff im Blut transportieren. Oder die Zellen der Immunabwehr, die schädliche Bakterien oder Viren finden und bekämpfen sollen, oder auch die Zellen der Haut, die eine schützende Schicht auf der Außenseite unserer Körper bilden. Oder die kleinen grauen Zellen des Nervensystems, die uns (oder zumindestens den meisten von uns) das Denken ermöglichen. Diese Liste könnte man noch lange, lange fortsetzen...aber wichtig ist nur eines: Unser Körper besteht aus Billionen von verschiedenen Zellen, die alle unterschiedlich aussehen und unterschiedliche Aufgaben bewältigen müssen. Und wenn das alles gut funktioniert und die Zellen ihre Arbeit gut machen, dann können wir lange und unbeschwert leben.

Damit unsere Körperzellen ihre Aufgaben gut erledigen können, brauchen sie verschiedene Werkzeuge oder Bauteile. Diese Werkzeuge oder Bauteile können Sie zum Teil von Außen aufnehmen, die allermeisten davon müssen sie jedoch selbst herstellen. Die wichtigste Art dieser Bausteine nennt man Proteine und sie bestehen aus Eiweiß. Man schätzt, dass es beim Menschen 40.000 bis 800.000 verschiedene Proteine gibt!

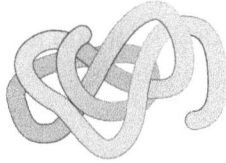

Abbildung 2: Ein Protein. Es besteht aus einer langen Kette von Eiweiß und wurde anhand einer mRNA erstellt. Die mRNA ist der Bauplan für ein Protein.

Einige Beispiele für Proteine sind:

- Insulin: Insulin wird von speziellen Zellen hergestellt und benötigt, um unseren Stoffwechsel zu steuern.
- Myosin: Ein wichtiges Protein in Muskelzellen, das unsere Muskelbewegungen ermöglicht
- Antikörper: Antikörper sind große Proteine, die von Immunzellen hergestellt werden, um Gegner zu markieren und anzugreifen.

Um diese Werkzeuge (ab jetzt spreche ich von Proteinen) herzustellen, braucht die Zelle neben kleinen eigens dafür angelegten Produktionsstätten einen Bauplan. Denn unsere Proteine bestehen oft aus bis zu mehreren Hundert Bausteinen, selten aus über Tausend! Die müssen alle in der richtigen Reihenfolge aneinandergesetzt werden, um ein funktionsfähiges Protein zu bilden[1]. Dafür braucht es einen Plan.

Und der liegt in allen Zellen, die Proteine herstellen sollen, vor: Der Plan ist das Erbgut des Menschen, die DNA. Sie

---

[1] Proteine bestehen aus Aminosäuren, die in langen Ketten aneinandergefügt werden.

befindet sich im Zellkern und enthält Zehntausende von Bauplänen für ebenso viele Proteine.

Also einfach DNA nehmen und Proteine herstellen? Nein, so einfach geht es leider nicht, denn das menschliche Erbgut ist ein Wust aus Millionen von verschiedenen Informationen und Bauplänen und liegt kompliziert gefaltet im Zellkern einer jeden Zelle. Schließlich liegt dort die Information über fast alles was uns ausmacht. Und wenn nun eine einzelne Zelle ein einzelnes, kleines Protein erstellen möchte, dann macht es wenig Sinn, wenn dabei jedes Mal der komplette Bauplan des Menschen und für alle möglichen Proteine hervorgeholt, ausgebreitet werden müsste.

Die Lösung für dieses Problem ist die mRNA. Die mRNA ist das Bindeglied zwischen dem gesamten Erbgut des Menschen und der Produktion eines einzelnen Proteins.

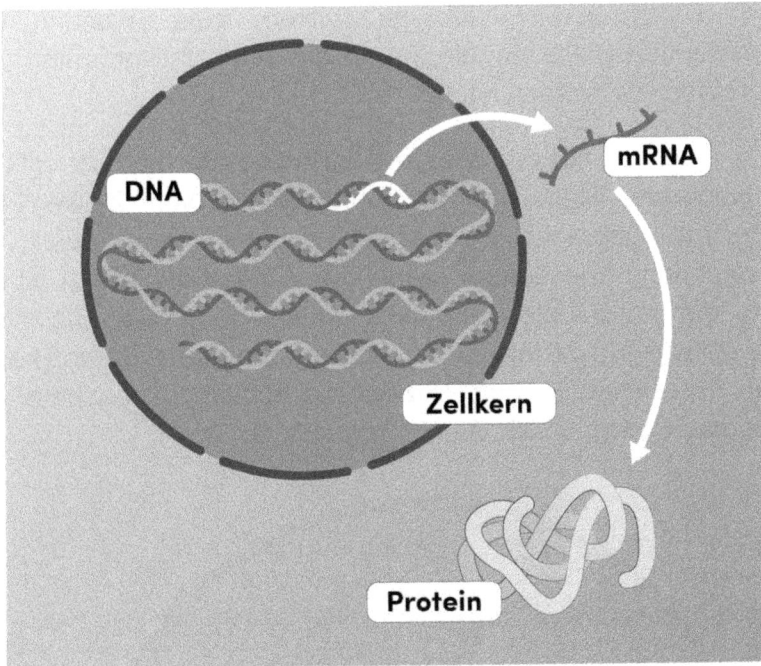

Abbildung 3: Ein Teil der DNA im Zellkern wird in eine mRNA übersetzt. Anhand der mRNA wird dann das Protein erstellt. Der Prozess findet im Inneren der Zellen statt.

Denn anstatt jedes Mal eine komplette Version des menschlichen Erbgutes, also des Bauplanes für den ganzen Menschen aus dem Zellkern auszulesen und dort nach der richtigen Stelle zu suchen, wird das nur mit einem ganz kleinen Teil gemacht. Man kann es sich so vorstellen, dass im Kern einer jeden Zelle wie in einer großen Bibliothek der gesamte Bauplan des Menschen vorliegt und wenn eine Zelle ein einzelnes Werkzeug daraus herstellen möchte, wird nur die betreffende Stelle des Bauplanes kopiert, in die Werkstatt getragen und dort verwendet um das entsprechende Protein herzustellen. Und im Anschluss kann die kleine und kurze Kopie

13

einfach entsorgt werden, bis wieder etwas Neues gebraucht wird. Dann wird wieder im Zellkern eine Abschrift der betreffenden Stelle angefertigt, in die Werkstatt gebracht und produziert. So einfach ist das.

Und was hat das alles mit der mRNA zu tun? Die mRNA ist Kopie der Stelle aus der Bibliothek, die vom Zellkern zur Werkstatt gebracht wird! Und daher kommt auch die Bezeichnung "messenger" oder "Bote", denn die mRNA ist der Bote, der den Bauplan für ein Protein aus der großen Bibliothek des Zellkerns in die Werkstatt, wo dann produziert werden kann, trägt. Hier sehen Sie den Prozess aus Abbildung 3 nochmal wie er tatsächlich innerhalb der Zelle stattfindet:

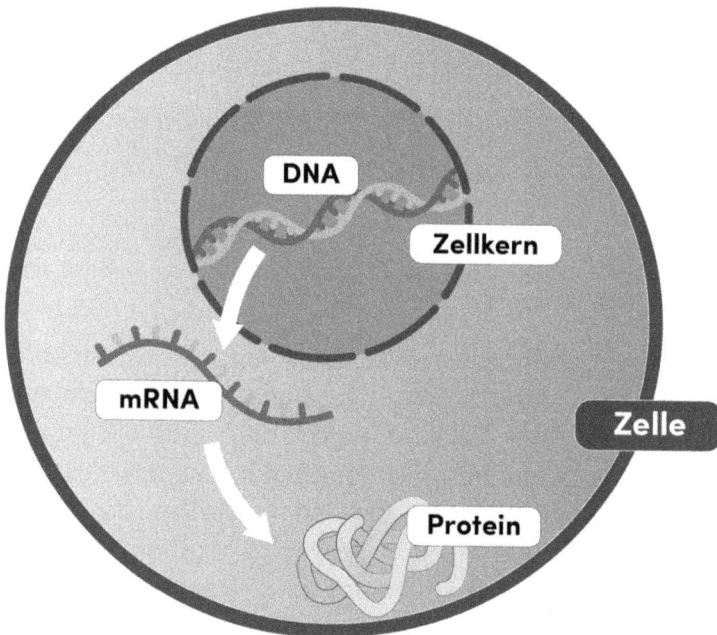

Abbildung 4: Der Prozess der Protein-Produktion innerhalb der Zelle.

14

MERKE: die mRNA ist ein Bauplan für ein einzelnes Protein, das von Zellen im menschlichen Körper anhand dieses Planes produziert werden kann.

Wie schon beschrieben, gibt es verschiedene Arten von Proteinen, die eine Zelle auf diese Art und Weise produzieren kann. Diese Proteine können dann **im Inneren** der Zelle weiterverwendet werden:

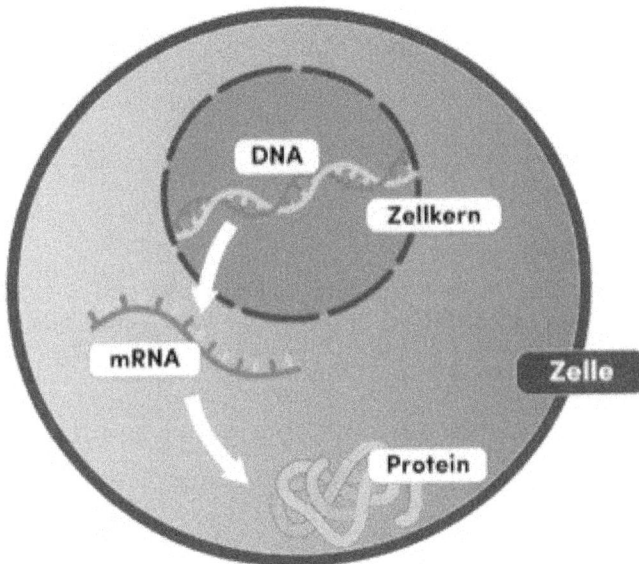

Abbildung 5: Ein produziertes Protein kann eine Funktion im Inneren der Zelle haben und dort verbleiben.

oder **in die Zellwand eingebaut** werden:

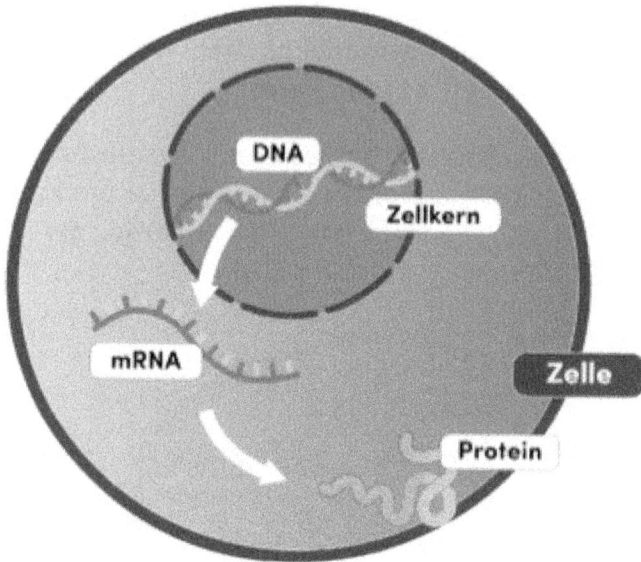

Abbildung 6: Ein Protein kann nach seiner Fertigstellung in die Zellwand integriert werden und dort z.B. als Rezeptor nach Außen ragen oder einen durchlässigen Kanal schaffen, durch den Stoffe durch die Zellwand transportiert werden können.

oder sogar **nach Außen abgegeben** werden:

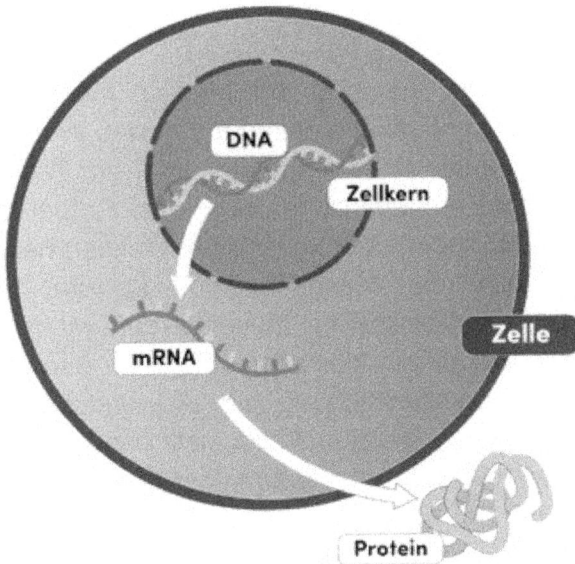

Abbildung 7: Ein Protein kann nach der Produktion auch nach außen abgegeben werden. Ein Beispiel wäre das Insulin, es könnte aber auch ein Antikörper sein, der außerhalb der Zelle gegen einen Erreger wirken soll.

Soweit, so gut. Diese hier gezeigten Prozesse laufen übrigens jeden Tag Billionenfach in unserem Körper ab. Unsere Zellen sind rund um die Uhr damit beschäftigt, neue Proteine herzustellen, selber zu verwenden, in ihre Zellwände einzubauen oder an die Umgebung abzugeben, wo sie verschiedene Funktionen wahrnehmen können. Wie bedeutend das für die mRNA-Therapie ist, werden wir gleich noch sehen. Sie haben gelernt, dass Zellen anhand einer mRNA ein Protein herstellen können.

Die Medizin bisher: Langweilig?

Zurück zur Medizin. Vieles in der Medizin funktioniert, indem uns von außen ein Medikament zugeführt wird. Wenn wir Schmerzen haben, nehmen wir eine Tablette. In dieser Tablette ist dann ein Wirkstoff enthalten, der uns das Gefühl des Schmerzes nimmt oder lindert. Wenn wir eine Infektion haben, nehmen wir ein Antibiotikum. Dieses Antibiotikum tötet dann Bakterien und kann die Erkrankung heilen. Wenn wir Krebs haben, bekommen wir eine Chemotherapie, die dann die Krebszellen abtötet. So funktioniert die Anwendung von Medikamenten, die in den meisten Fällen letztendlich nichts anderes sind als Chemikalien oder eben künstlich hergestellte Substanzen von denen wir wissen, dass sie bestimmte Wirkungen im Körper entfalten. Pharmafirmen sind auf der Suche nach immer neuen Medikamenten und schütten in ihren Labors immer neue Stoffe zusammen. Sie probieren diese an Zellen und Tieren und auch Menschen und versuchen herauszufinden, was sich als Medikament für eine bestimmte Erkrankung eignet und was man direkt wieder in den Abfluss kippen kann, weil es entweder gar nicht wirkt oder hässliche Nebenwirkungen hat.

Die mRNA-Therapie: Spannend.

Die mRNA-Therapie hat eine ganz andere Grundlage. Denn die Überlegung ist folgende: Wie wir bereits wissen, verfügt fast jede Zelle über die Fähigkeit Proteine zu produzieren und tut dies am laufenden Band. Nach Plänen, die in Form von mRNA vorliegen und aus dem Erbgut des Menschen immer wieder nach Bedarf neu angefertigt werden. Einige findige Wissenschaftler haben sich in den 1990er Jahren gefragt: Was passiert eigentlich, wenn wir von außen in die Werkstatt der Zelle eine ganz andere mRNA, also eine ganz andere Bauanleitung hineinbringen? Eine Bauanleitung für ein Protein, das die Zelle bisher gar nicht kannte und was vielleicht auch im Erbgut des Menschen so gar nicht vorkommt?

Kommt dann auch aus der Zell-Werkstatt das gewünschte Protein heraus? Auch wenn die Information dazu vielleicht gar nicht im Erbgut des Menschen enthalten ist? Oder würde die Zelle die mRNA gar nicht annehmen? Eine sehr spannende Frage.

Als erstes musste dafür eine mRNA in einem Reagenzglas hergestellt und so aufbereitet werden, dass man sie in eine menschliche Zelle hineinbringen kann. Allein das war schon mit viel Arbeit verbunden und konnte Anfang der 1980er das erste Mal erreicht werden. Es folgten weitere lange Jahre des Experimentierens. Problem war dabei zunächst, dass man nicht einfach eine mRNA zusammensetzen und spritzen kann. Denn sie würde sofort vom Körper abgebaut, vom Immunsystem des Körpers angegriffen und vernichtet werden, bevor sie in irgendeine Zelle gelangen könnte. Aber am Ende gelang es tatsächlich, mRNA als Bauplan für ein beliebiges Protein herzustellen und diese in Zellen einzuschleusen. Lösung war dabei, die mRNA in kleine Fettbläschen zu verpacken und einige Veränderungen an bestimmten Teilen der mRNA vorzunehmen. Die Fettbläschen werden als Nanopartikel bezeichnet. So aufbereitet war die mRNA stabiler, wurde nicht mehr angegriffen und zerstört und konnte in das Innere von Zellen eingeschleust werden. Schematisch kann man sich die in Fettbläschen verpackte mRNA so vorstellen:

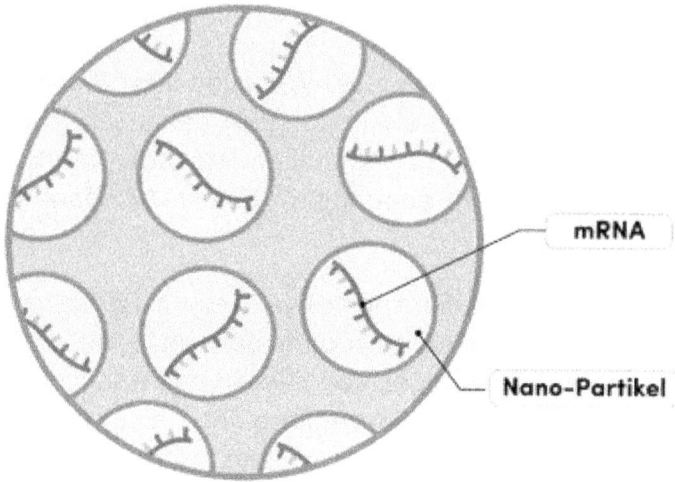

Abbildung 8: Ein Blick in ein Mikroskop auf in Nanopartikel verpackte mRNA-Stränge.

Bringt man diese nun mit menschlichen Zellen zusammen, verschmelzen die Zellen mit den Nano-Partikeln:

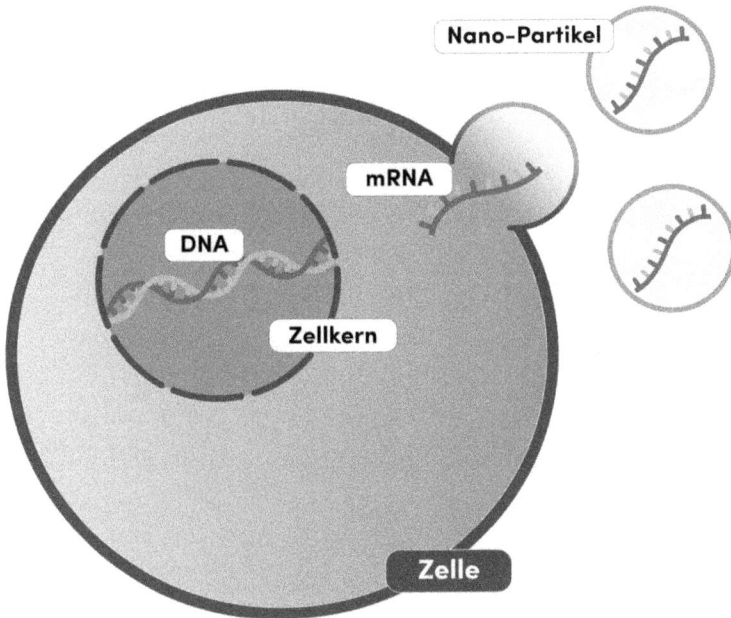

Abbildung 9: Die Nanopartikel aus Fettmolekülen verschmelzen mit der Zellwand und geben die mRNA in das Zellinnere ab (stark vereinfacht)

Und nach ein paar Jahren des Experimentierens zeigte sich: Ja, es funktioniert! Es war zwar mit vielen, vielen Problemen verbunden, die man zunächst mal lösen musste, aber grundsätzlich kann man eine mRNA in eine Zelle einschleusen. Die nächste Frage war natürlich: Würde die Zelle diese mRNA tatsächlich akzeptieren als Bauplan und ein Protein herstellen?

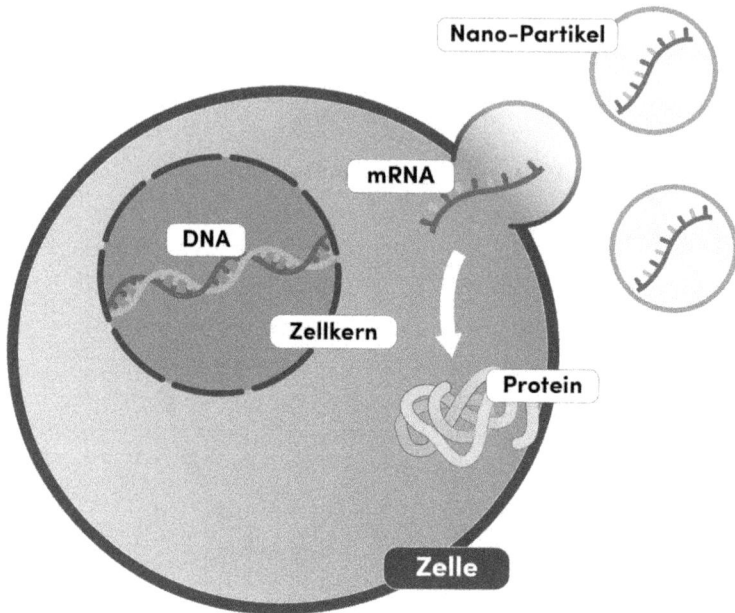

Abbildung 10: Nachdem die mRNA in das Innere der Zelle gelangt ist, wird anhand der Informationen der mRNA ein Protein hergestellt.

Heureka! Anfang der 1990er Jahre konnte man einen großen Erfolg feiern. In der Werkstatt der Zelle wird tatsächlich genau dieses Protein zusammengebaut, für das die mRNA den Bauplan übermittelt! Man könnte vielleicht erstmal gelangweilt gucken, mit den Achseln zucken und fragen: Und jetzt? Aber wenn man weiter drüber nachdenkt, dann erschließen sich unendlich viele Möglichkeiten. Denn man kann damit die Zellen des Körpers gezielt mit neuen Proteinen ausstatten, die sie bisher gar nicht kannten. Oder defekte Proteine durch funktionierende ersetzen. Oder eine Abwehrreaktion gegen bestimmte Krankheitserreger auslösen, etwa so wie bei einer Impfung....oder, oder, oder.

22

Besonders wichtig ist in diesem Zusammenhang noch die Frage, wie lange diese Proteinproduktion anhält. Werden die Zellen nun bis in alle Ewigkeit das neue Protein herstellen? Nein, natürlich nicht! Studien haben gezeigt, dass die Proteinproduktion zwar bereits innerhalb von Stunden losgeht, aber ihren Höhepunkt nach etwa 10 Tagen erreicht und dann schnell wieder abfällt[2].

Das besondere an der mRNA-Technik ist dabei, dass die Herstellung der mRNA und der Nanopartikel schneller, günstiger und flexibler ist, als viele andere Herstellungsprozesse für komplexe Medikamente oder zum Beispiel Impfstoffe. Denn einen wesentlichen Teil der eigentlichen Produktion übernehmen ja die menschlichen Zellen! Und egal, welches Protein man in den Zellen sehen möchte, es geht immer um den gleichen Prozess: mRNA herstellen und in Nanopartikel verpacken. Die Hoffnungen der Forscher ruhen daher darauf, bereits bekannte Therapien damit deutlich verbessern zu können und gleichzeitig ganz neue Therapieansätze umsetzen zu können. Beides hat sich inzwischen bestätigt, wie wir im weiteren Verlauf noch sehen werden.

Es gibt inzwischen etliche Forschungsgruppen und Firmen (die meistens aus Forschungsgruppen hervorgegangen sind), die mit aller Kraft auf dem Gebiet der mRNA-Therapie forschen. Es geht um viel Ehre und Geld. Denn wem es gelingt, ein wirkungsvolles mRNA-Medikament auf den Markt zu bringen, der hilft nicht nur Tausenden oder Millionen von Patienten, sondern kann seinen Namen auch in die Medizingeschichtsbücher eintragen. Dass da im Moment an

---

[2] https://doi.org/10.1016/j.omtn.2019.08.001

vielen Fronten mit hohem Einsatz geforscht wird, erkennen Sie an den "Pipelines" einiger bekannter mRNA-Firmen.

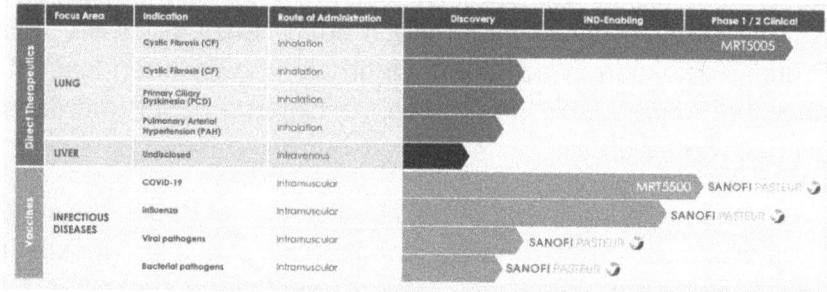

Abbildung 11: Aktueller Stand der Forschung der Firma TranslateBio, Quelle: Unternehmenswebseite translate.bio

oder

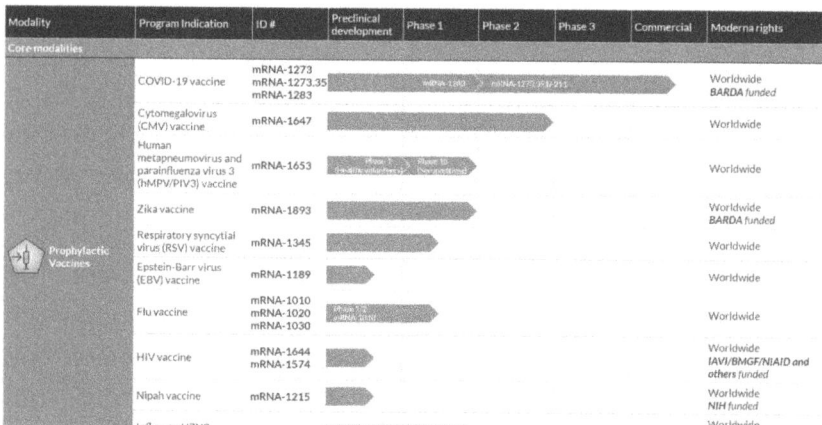

Abbildung 12: Ein Teil der Forschung der Firma Moderna, Quelle: modernatx.com

In den weiteren Kapiteln in diesem Buch gehe ich auf die wichtigsten Forschungen ein und hoffe, dass ich Ihnen sowohl die zugrunde liegenden Krankheiten als auch die bisherigen Forschungserfolge gut verständlich und spannend darbieten kann.

24

Die MRNA-Therapie

In diesem Kapitel erfahren Sie konkret, welche Therapieansätze es für die mRNA-Therapie aktuell gibt. Ich stelle Ihnen zunächst jeweils die Grundlagen der Erkrankung vor, die Sie verstehen müssen, um die Wirkungsweise der mRNA-Therapie jeweils zu begreifen. Dann werfen wir einen Blick auf die konkreten Forschungen der verschiedenen Firmen, die im Wettlauf um die ersten mRNA-Anwendungen sind.

mRNA-Impfungen

Die mRNA-Impfungen sind auf den ersten Blick das naheliegende Thema, denn die mRNA-Impfung ist bereits seit 2020 im weltweiten Einsatz und hat sich erfolgreich bewährt in der Prophylaxe der Covid-19-Infektion. Die meisten von uns - ich eingeschlossen - wüssten heute nichts von der mRNA-Therapie, wenn es die Covid-19-Pandemie nicht gegeben hätte.

Die Funktionsweise der mRNA-Impfstoffe ist zwar etwas komplexer als bei anderen mRNA-Therapien, aber das soll uns nicht davon abhalten, zuallererst einen Blick darauf zu werfen und später auf die anderen Möglichkeiten der mRNA-Therapie. Dass das Ganze ein ganz aktuelles und "heisses" Thema ist, erkennen Sie auch an der Entwicklung der publizierten wissenschaftlichen Artikel zu dem Thema "mRNA Impfung":

2005

2021: 356

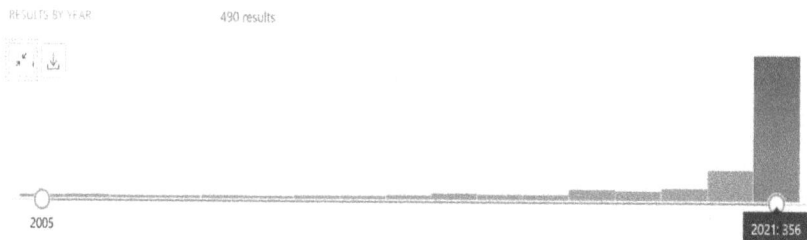

Abbildung 13: Die Anzahl der wissenschaftlichen Artikel pro Jahr zu Thema der mRNA Impfung. Sie sehen den deutlichen Trend.

Das Immunsystem verstehen

Das Immunsystem ist für die Abwehr und Bekämpfung von Krankheitserregern zuständig. Der Körper ist sogar ziemlich erfolgreich darin, sich gegen Krankheiten zu wehren. Er hat über Jahrmillionen extrem gute Strategien entwickelt, eindringende Krankheitserreger ausfindig zu machen, zu identifizieren und zu bekämpfen.

Merke: Der Körper ist ziemlich gut zu erkennen, wenn etwas "fremd" und von außen eingedrungen ist.

Denn damit werden potenzielle Bedrohungen identifiziert. Denken Sie dabei an Bakterien oder Viren, die üblicherweise von außen eindringen und Infektionskrankheiten verursachen. Übrigens kommt bei der Abwehr von Krankheiten eine Vielzahl von Proteinen zum Einsatz, die von Zellen des Immunsystems eigens dafür gebildet werden. Winkt da vielleicht schon eine Einsatzmöglichkeit für die mRNA-Therapie? Wir werden sehen.

26

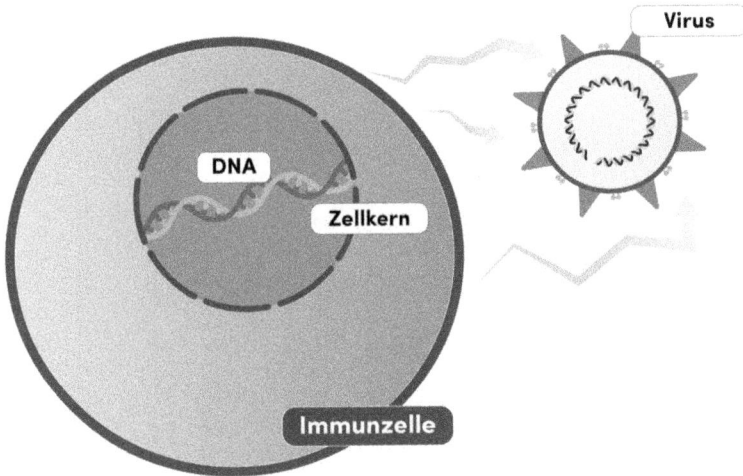

Abbildung 14: Die normale Abwehrreaktion einer Zelle des Immunsystems gegen ein Virus. Nachdem dieses eingedrungen und als fremd erkannt wurde, wird es angegriffen und versucht zu vernichten.

Merke: Es gibt Immunzellen, die als Körperabwehr arbeiten und Bedrohungen bekämpfen.

Eine weitere, ganz besondere Fähigkeit des Immunsystem ist aber das "Gedächtnis". Das bedeutet: Das Immunsystem erkennt nicht nur Krankheitserreger, wenn sie einmal aufgetaucht sind, sondern **merkt** sie sich auch. Eigens dafür werden dann besondere Proteine/Werkzeuge produziert. Ziemlich schlau.

Trifft das Immunsystem zum ersten Mal auf einen Krankheitserreger, dann schlägt es mit allem zu, was so zur Verfügung steht, ist dabei aber eher träge und weiss noch nicht, mit welchem Gegner es zu tun hat (siehe Abbildung 14). Aber es lernt dazu, so wie ein Boxer, der seinen Gegner studiert. Die Zellen legen sich ein spezielles Arsenal an Waffen zu, die auf den jeweiligen Erreger zugeschnitten sind, die sogenannten

Antikörper. Antikörper sind Proteine. Diese agieren wie ein Schlüssel, der genau auf einen bestimmten Krankheitserreger passt.

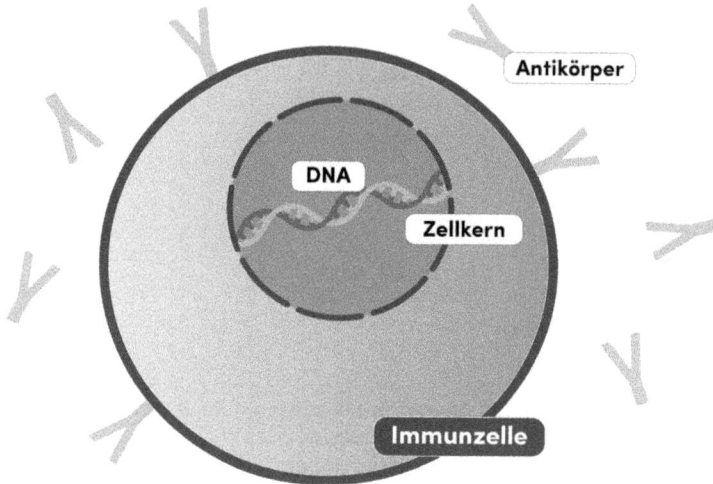

Abbildung 15: Nach dem ersten Kontakt mit einem Erreger bildet die Immunzelle spezielle Proteine, sog. Antikörper gegen den Erreger, um ihn beim nächsten Kontakt effektiver zu bekämpfen.

Wenn der Krankheitserreger erneut auftaucht, zum Beispiel bei einer zweiten Infektion, dann hat das Immunsystem dazugelernt und kann diesen bereits bekannten Erreger - es handelt sich meistens um Bakterien oder Viren - noch schneller und härter bekämpfen. Die Antikörper funktionieren dabei wie der Schlüssel für ein Schloss: Sie besitzen eine spezialisierte Passform, die nur zu der Struktur passt, die sie erkennen sollen. Ein Antikörper ist also immer gegen eine ganz bestimmte Struktur gerichtet, zum Beispiel einen Teil der Außenhülle eines Krankheitserregers. Taucht dieser auf, bindet der Antikörper an die Hülle, identifiziert so den Erreger und und löst eine Abwehrreaktion aus. Die Struktur, die ein Antikörper erkennt und

28

bindet, wird **Antigen** genannt. Antigene sind übrigens auch
meistens Proteine. Sie merken schon, dass Proteine eigentlich
überall eine wichtige Rolle spielen.

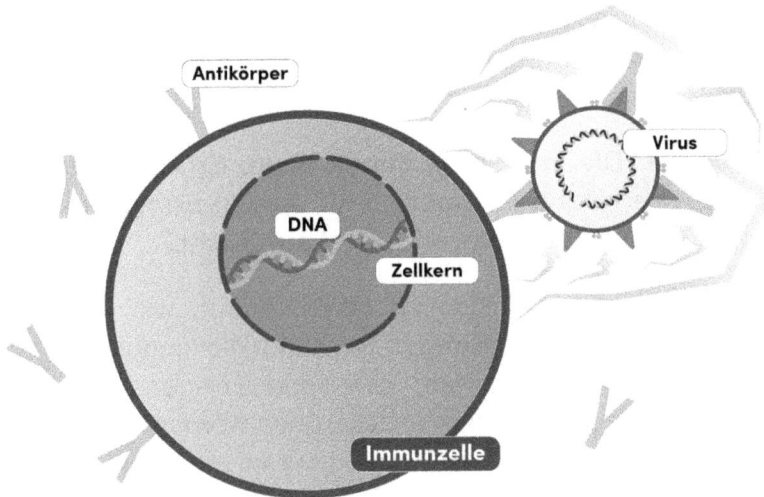

*Abbildung 16: Kommt das Immunsystem erneut in Kontakt mit dem Erreger,
erkennen die Antikörper das Antigen auf der Hülle des Erregers. Sie binden
daran und sorgen so für eine gesteigerte Abwehrreaktion.*

Das ist ziemlich ausgefuchst und bewahrt uns bei vielen
Erregern vor einer zweiten oder dritten Erkrankung mit dem
gleichen Virus oder Bakterium und ermöglicht auch Impfungen,
wie wir sehen werden.

Zwar brauchen die Immunzellen eine gewisse Zeit, um
sich eine neue Bedrohung erstmal genauer "anzusehen",
kennenzulernen und die speziellen Antikörper gegen den
Erreger und seine Antigene (also die Teile, an die ein Antikörper
binden kann) zu entwickeln, aber dann können sie umso besser
zuschlagen. Das bezeichnen wir oft als das Phänomen der
"Immunität": Jemand ist "immun", wenn er/sie sich ganz
besonders gut gegen eine bestimmte Bedrohung wehren kann.

Man spricht auch davon, gegen eine Krankheit "immun" zu sein, wenn man sie entweder schon einmal hatte, oder dagegen geimpft wurde. Die dafür zuständigen Immunzellen werden auch "Gedächtniszellen" genannt, denn ihre Aufgabe ist es, sich frühere Erkrankungen "zu merken" und bei erneutem Auftauchen der Erreger eine sofortige und effektive Abwehr einzuleiten.

Merke: Die Immunität gegen einen Erreger wird über Antikörper erreicht, die speziell für diesen Erreger gebildet werden, wenn dieser das erste Mal auftaucht.

Eine Impfung funktioniert dabei ähnlich wie eine erste Konfrontation mit einem Erreger: Sie bringt die Immunzellen des Körpers in Kontakt mit dem jeweiligen Erreger oder Teilen davon. Den Gedächtnis-Immunzellen des Körpers ist es dabei egal, ob sie bei dem ersten Kontakt mit einem echten Erreger konfrontiert werden oder nur mit Teilen davon im Rahmen einer Impfung. In beiden Fällen erkennen die Immunzellen die Erreger oder Bestandteile des Erregers als fremd, bekämpfen sie und bereiten sich auch für die Zukunft vor, falls dieser Erreger nochmal auftaucht, indem sie Antikörper gegen die Antigene des Erregers bilden. Sie schärfen gewissermaßen Ihre Abwehrwaffen und produzieren Antikörper, um sie beim nächsten Mal schneller und wirkungsvoller einzusetzen. Taucht dieser Erreger nach einer Impfung oder einer Erkrankung auf, kann das Immunsystem so schnell und hart zuschlagen, dass es gar nicht zu einer Erkrankung kommt.

Und was hat das nun mit der mRNA-Therapie zu tun? Ganz einfach: Wir wissen, dass wir mit einer mRNA den Bauplan für ein Protein in eine Zelle einschleusen und die Zelle damit dazu bringen können, dieses Protein anzufertigen. Und wie wir schon gelernt haben, sind Antigene auch oft Proteine!

30

Die mRNA-Forscher haben dabei den klugen Gedanken gehabt: Was geschieht, wenn man einen mRNA-Bauplan für einen Erreger-Antigen durch eine Injektion in die Haut oder einen Muskel in den Körper bringt. Wird dann ein Antigen hergestellt?

In Experimenten zeigte sich dann, dass es durch die Injektion zu einer Entzündung kommt, sich am Ort der Injektion Immunzellen sammeln und die mRNA aufnehmen. Wie wir wissen, wird dabei die mRNA in spezielle Fettbläschen verpackt. Für die Impfstoffe griffen die Forscher dabei auf einen weiteren Trick zurück: Sie verwendeten für die Fettbläschen spezielle Fettmoleküle, die im Gewebe eine Entzündung auslösen und Immunzellen anlocken. So sollte sichergestellt werden, dass die injizierte mRNA tatsächlich auch von den Immunzellen verarbeitet wird, die für die Abwehr fremder Reize zuständig sind.

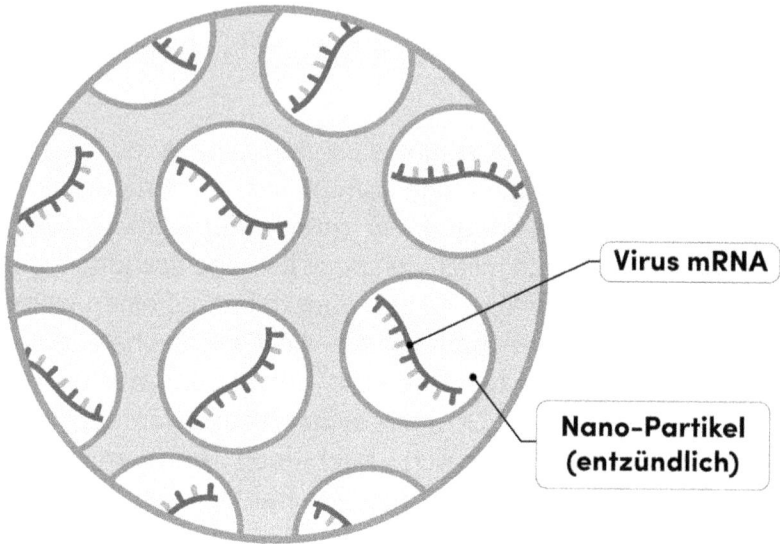

Virus mRNA

Nano-Partikel
(entzündlich)

Abbildung 17: Für die Verpackung der mRNA der Impfung werden bewusst entzündungsauslösende Nanopartikel verwendet.

Wir haben bereits in der Einführung gesehen, dass menschliche Zellen diese mRNA dann als Bauplan akzeptieren und ein Protein herstellen können. Aber würde das auch für diesen speziellen Bauplan für einen Erregerbestandteil gelten? Kann es sein, dass menschliche Zellen dann anfangen, Teile eines Krankheitserregers zu produzieren? Klingt eigentlich mehr wie aus einem Zombie-Film.

Aber tatsächlich gab es diese Experimente schon in den 1990er Jahren und dann ist tatsächlich etwas sehr Befremdliches passiert: Menschliche Zelle haben in ihren

Werkstätten ein Virusbauteil produziert und an die Umgebung
abgegeben:

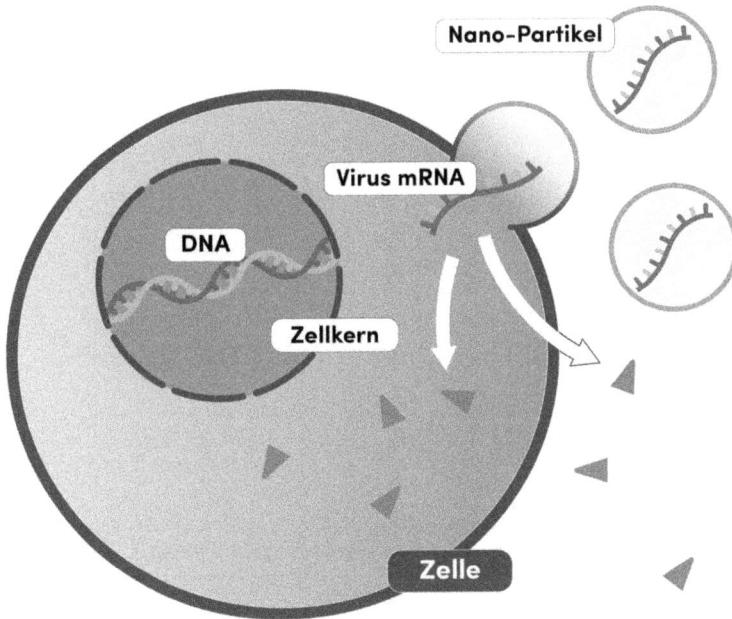

*Abbildung 18: Eine menschliche Zelle nimmt die mRNA auf und produziert
anhand der damit kodierten Information ein Virus-Protein, das als Antigen das
Immunsystem stimulieren soll.*

Da läuft es einem doch erstmal etwas kalt den Rücken
herunter....aber was geschah dann?[3]

---

[3] An dieser Stelle sei noch angemerkt, dass ich bei meiner
Recherche über die Covid-19-Impfung, bevor ich mich selber impfen
ließ, erstmal klären wollte, wie lange diese Produktion von
Virusbestandteilen anhält. Ich hatte keine Lust, monatelang, jahrelang
oder bis zu meinem Ende eine Virus-Teile-Fabrik zu sein. Aber
inzwischen haben wir ja festhalten können, dass nach einer mRNA-

Sofort haben sich die umher schwimmenden Immunzellen, die durch die Injektion angelockt wurden, auf die frisch produzierten Virusbestandteile gestürzt!

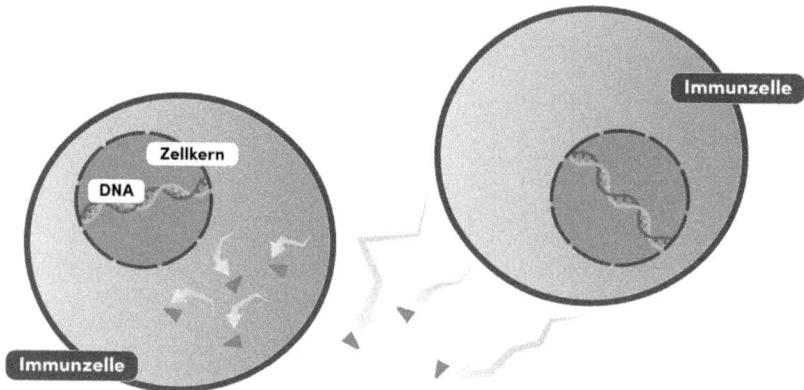

Abbildung 19: Das produzierte Virus-Protein stimuliert einen Abwehrprozess sowohl innerhalb der Zellen als auch außerhalb. Immunzellen bekämpfen die fremden Proteine.

Denn ihre Aufgabe ist, es Eindringlinge zu erkennen und als solchen haben sie das angefertigte Virus-Bauteil sofort identifiziert. Bisher haben die Immunzellen es ja noch nie im Körper angetroffen und müssen nun davon ausgehen, dass es sich um etwas Schädliches handelt. Im nächsten Schritt neutralisieren die Immunzellen das fremde Bauteil, indem sie es zerstören. Aber nicht nur das: Sie speichern auch die Struktur des fremden Bauteils für den Fall, dass dieses irgendwann in Zukunft erneut auftaucht. Sie nehmen es in ihr "Gedächtnis" auf, produzieren Antikörper und bereiten sich damit auf einen

---

Injektion die Proteinproduktion bereits nach etwa 10 Tagen wieder zurückgeht.

erneuten Kontakt vor. Ganz ähnlich wie Sie es in Abbildung 16 bereits für eine natürlich Infektion gesehen haben.

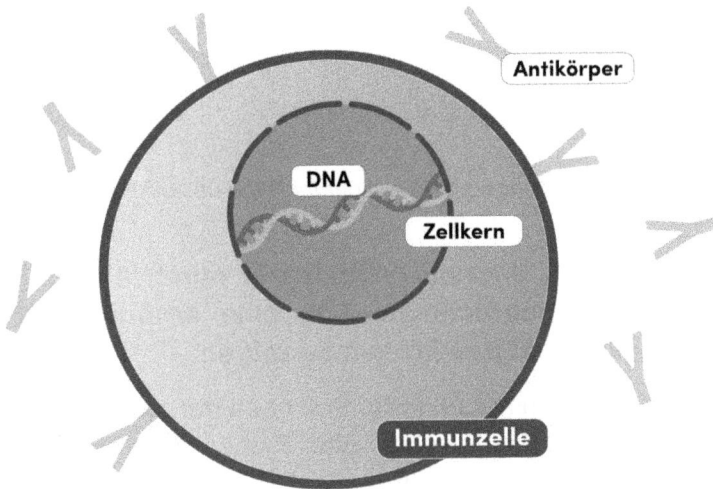

Abbildung 20: Durch die Konfrontation mit dem Antigen bilden Immunzellen Antikörper. Diese sollen das Antigen jetzt und bei zukünftigen Begegnungen erkennen, binden und eine verstärkte Immunreaktion bewirken.

Und sollte das passieren, werden sie es erneut bekämpfen, diesmal jedoch härter und schneller - der Patient hat eine "Immunität" gegen alle Erreger gewonnen, die ein solches Bauteil in sich tragen. Immunität bedeutet also nichts anderes als eine Bekanntmachung mit einem Erreger oder mit Teilen davon, damit in Zukunft eine Abwehrreaktion gleich mit der ganzen Schnelligkeit und Härte des Immunsystems ausgeführt werden kann.

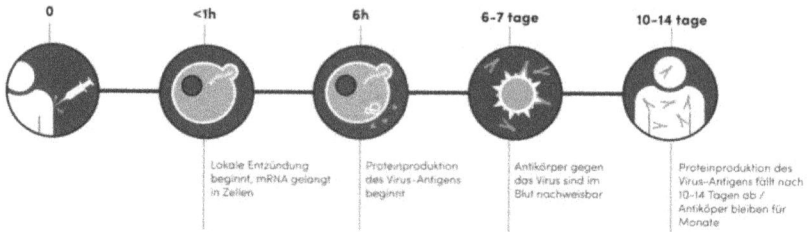

0	<1h	6h	6-7 tage	10-14 tage
	Lokale Entzündung beginnt, mRNA gelangt in Zellen	Proteinproduktion des Virus-Antigens beginnt	Antikörper gegen das Virus sind im Blut nachweisbar	Proteinproduktion des Virus-Antigens fällt nach 10-14 Tagen ab / Antiköper bleiben für Monate

Abbildung 21: Der zeitliche Verlauf von der Injektion des mRNA-Impfstoffs bis zur Immunität

Merke: Das Immunsystem kann durch eine mRNA-Therapie dazu gebracht werden, eine erhöhte Aktivität gegen ein gewünschtes Protein zu zeigen.

Frage: Warum haben Patienten nach der zweiten Impfung gegen Covid-19 im Durchschnitt öfter Fieber, Abgeschlagenheit oder Kopfweh als nach der ersten?

Die Antwort steckt bereits in dem, was Sie gerade gelesen haben. Denken Sie mal kurz nach. Die Antwort ist einfach: Bereits die erste Impfung hat dazu geführt, dass Immunzellen in den Tagen und Wochen danach Antikörper gegen das Spike-Protein gebildet haben. Taucht dieses dann nochmal auf - also bei der zweiten Impfung – gibt es bereits eine stärkere Immunreaktion als beim ersten Mal. Und die äußert sich mit Fieber, Abgeschlagenheit und Krankheitsgefühl. Es ist also ein Zeichen, dass die erste Impfung schon funktioniert hat, und der Schutz durch die zweite Impfung nochmals verbessert wird.

Das führt übrigens auch zu der Frage, warum bei manchen Impfstoffen eine Impfung ausreicht, andere Impfungen zwei oder sogar drei Injektionen über mehrere Wochen oder Monate brauchen. Denken Sie an die Covid-19-Impfung, bei der die Impfstoffe von Biontech oder Moderna zweimal im Abstand von mehreren Wochen verabreicht werden müssen. Und erinnern Sie sich an die Diskussion über eine dritte, sogenannte "Booster"-Impfung, die im Juli 2021 aufkam. Die Antwort liegt in der Stärke der Immunreaktion. Manche Impfstoffe sind so "gut", dass bereits nach einer Injektion sehr viele Antikörper gebildet werden und die Immunität ausreicht. Bei anderen Impfstoffen braucht das Immunsystem mehrere Begegnungen mit dem Antigen, um sich ausreichend dagegen zu wappnen. Nach jeder Impfung ist dann eine größere Menge Antikörper im Blut der Personen messbar.

Auf den Effekt einer Booster-Impfung kommen wir nochmal später zurück, wenn es um Auffrischungsimpfungen geht.

Warum mRNA-Impfung?

mRNA-Impfungen funktionieren. Aber Moment? Es gibt doch bereits seit über 200 Jahren erfolgreiche Impfungen! Ohne mRNA. Warum jetzt der ganze Aufwand? Schließlich kann man Immunitäten gegen Krankheiten schon lange dadurch erreichen, dass man abgeschwächte Krankheitserreger oder abgetötete Teile von Krankheitserregern injiziert. Dem Immunsystem ist es mehr oder weniger egal, ob ein fremdes Virusprotein im Körper auftaucht, weil es direkt gespritzt wurde oder eine mRNA, die dann zu dessen Produktion geführt hat, oder?

Das mag zwar grundsätzlich stimmen, dennoch hab die mRNA-Impfung einige Vorteile gegenüber der klassischen Impfung, die tatsächlich seit einigen Generationen erfolgreich durchgeführt wird. Denn:

- mRNA-Impfungen bewirken eine Produktion von viralen oder bakteriellen Proteinen im Inneren von menschlichen Zellen, anstatt solche Proteine einfach nur von außen zu injizieren. Man verspricht sich davon eine intensivere Antwort des Immunsystems, weil es gewissermaßen einen engeren Kontakt zu diesen Proteinen hat. Man beobachtet deshalb eine stärkere Wirkung der mRNA-Impfung.

- Anstatt nur gegen eine Variante eines Erregers zu impfen, kann man mit mRNA-Impfungen leicht gegen verschiedene Varianten impfen, indem man mRNA von verschiedenen Varianten injiziert. Die Impfungen sind dadurch breiter wirksam und nicht nur gegen einzelne Typen eines Erregers. Siehe auch "Grippeimpfung".

38

- Einfachere und schnellere Produktion. Herkömmliche Impfstoffe müssen oft in künstliche Zellkulturen aufwändig angezüchtet werden, da man virale oder bakterielle Produkte nicht einfach im Reagenzglas erzeugen kann. So werden für die weltweite Impfstoffprodukten jedes Jahr über 500 Millionen (!!!) Hühnereier verbraucht, da man diese als Nährboden verwendet. Dieser Prozess dauert Monate. Dagegen ist die mRNA-Produktion in entsprechenden Fabriken fast ein Kinderspiel und dauert lediglich einige Wochen. Entsprechend geht die Produktion der mRNA-Impfstoffe deutlich einfacher.

- Die Anpassung eines mRNA-Impfstoffes erfolgt auch deutlich schneller als der eines herkömmlichen Impfstoffes. Bereits innerhalb von 6 Wochen kann ein mRNA-Impfstoff an eine Erregervariante angepasst werden. Bei herkömmlichen Impfstoffen mit Anzüchtungen auf Hühnereiweiß-Basis dauert der gleiche Prozess Monate (s.o.)

Es gibt also einige Vorteile der mRNA-Impfstoffe, die erklären, warum daran aktuell so intensiv geforscht wird. Die ersten Vorteile konnten wir bereits 2020 "ernten", als die ersten mRNA-Impfstoffe gegen Covid-19 noch vor den herkömmlichen Impfstoffen fertig und angewandt wurden.

mRNA-Impfung gegen Covid-19

Im Sommer 2019 hatte niemand eine Ahnung, was sich bald weltweit abspielen würde. Erste Covid-19-Viren waren wahrscheinlich schon unterwegs, aber das dicke Ende war noch nicht in Sicht. Erst als sich Ende 2019 die Infektionen in China häuften, bekamen die ersten Virologen tiefe Stirnfalten. In den Augen vieler Experten kündigte sich eine weltweite Katastrophe an.

Und eine Therapie oder Impfung wahr Fehlanzeige. Ende 2019 gab es ja nicht mal einen experimentellen Impfstoffkandidaten, den man bis dahin irgendwelchen Studien hätte unterziehen können - es gab ja auch das Virus zumindest mutmaßlich erst seit ein paar Wochen oder Monaten.

Das heißt, die Labore und Produktionsanlagen der Firmen Biontech, Moderna, CureVac und anderer wurden mit Vollgas angeworfen. In den letzten Jahren hatte die mRNA-Forschung zwar schon – weitgehend unbeachtet von der Öffentlichkeit – erhebliche Fortschritte gemacht. Es gab auch schon hoffnungsvolle Kandidaten für Impfungen gegen andere Erkrankungen. Aber von Covid-19 hatte man ja bisher nichts gehört. Ich bin sicher, dass die führenden Köpfe der mRNA-Firmen schnell erkannten, welche Chance plötzlich in ihren Händen lag.

Zunächst musste möglichst viel Information über das Virus gesammelt werden, was zunächst hauptsächlich anhand von Virusproben aus China und später aus anderen Teilen der Welt gelang. Anhand der Strukturdaten über das Virus konnten man ermitteln, dass das Virus auf der Hülle große „Spike-Proteine" trägt, die es einerseits für das Eindringen in menschliche Zellen benötigt, die jedoch andererseits auch als Antigen vielversprechend schienen.

Biontech und Moderna konnten die mRNA mit der Information der Spike-Proteine für den Impfstoff innerhalb weniger Wochen herstellen und sofort mit den Studien beginnen. Was normalerweise Jahre dauert, wurde in Wochen erreicht. Dafür wurden verschiedene mRNA-Varianten für das Spike-Proteins hergestellt und weiter untersucht. Biontech prüfte die Wirksamkeit und Sicherheit des Impfstoffes zunächst in Tierexperimenten[4]. Nachdem dort eine gute Verträglichkeit und eine gute Immunwirkung beobachtet werden konnte, ging es sofort weiter. Bereits Ende April 2020 wurde die erste Phase-1-Studie mit dem Biontech-Impfstoff gestartet[5]. Anmerkung: Am Ende des Buches finden Sie das Kapitel „Vom Labor zur Marktzulassung" über den üblichen Ablauf der Erforschung eines Medikamentes von den ersten Versuchen an Zellen im Labor über Tierexperimente, Studien an Menschen bis hin zur Zulassung und Markteinführung. Sollten Sie von Phase-1/Phase-2/Phase-3-Studien bisher nichts gehört haben, empfehle ich einen kurzen Blick.

Zurück zu unserer Phase-1-Studie Es wurden ca. 300 Menschen bis Ende Juni 2020 eingeschlossen, die Impfungen starteten aber bereits Ende April 2020 an den ersten Personen. Sie erhielten verschiedene Dosierungen des Impfstoffes, der sich im Tierexperiment als gut erwiesen hatte.

Rekordzeit bis hierher! In dieser Studie wurden Nebenwirkungen und die Verträglichkeit verschiedener Dosierungen des Impfstoffs getestet. Um den Prozess zu beschleunigen, wurde allerdings auch gleich die Wirksamkeit der verschiedenen Dosierungen mit untersucht. Blut von geimpften Personen wurde mit dem von Covid-19-Patienten

---

[4] https://pubmed.ncbi.nlm.nih.gov/33524990/

[5] https://www.medrxiv.org/content/10.1101/2020.07.17.20140533v1

verglichen, um festzustellen, ob Geimpfte die gleiche Immunität haben, wie bereits Genesene nach Covid-19-Erkrankung. Und die gab es da bereits zu Tausenden, da die Pandemie in vollem Gange war.

Das bedeutet, hier wurde die Phase-1-Studie gleichzeitig mit der Phase-2-Studie durchgeführt[6]. Das war insofern möglich, da ein Impfstoff für eine Phase 2 Studie nicht an Patienten geprüft werden würde, um die Wirkung zu untersuchen, sondern ebenfalls an gesunden Personen. So konnte man weitere Zeit einsparen und den Personen der Phase-1-Studie einfach noch zusätzlich Blut abnehmen und nach Antikörpern gegen Covid-19 suchen.

Die erste Frage nach der Verträglichkeit konnte wie zuvor im Tierexperiment positiv beantwortet werden. Es gab zwar wie zu erwarten (und wie gewünscht) eine Impfreaktion mit Schmerzen oder Krankheitsgefühl nach der Impfung. Schwere Nebenwirkungen, die einer weiteren Anwendung im Weg gestanden hätten, konnten aber nicht beobachtet werden. Erfreulicherweise zeigte sich, dass die Geimpften etwa vergleichbare Antikörper hatten wie an Covid-19 zuvor Genesene. Das heißt, es bestand ein guter Schutz gegen die Infektion. Mehr zu den Nebenwirkungen im Kapitel dazu.

Die Datenauswertung der Phase-1/2-Studie erfolgte ebenfalls in Rekordzeit und parallel dazu schon die Planung der Phase-3-Studie, der letzte Schritt bis zur Zulassung. Von zwei verschiedenen Impfstoffkandidaten mit dem Namen BNT162b1 und BNT162b2 konnte der Letztere eine etwas bessere Antwort des Immunsystems gerade bei älteren Patienten erzielen und wurde deshalb für die weiteren Studien ausgewählt[7]. Die

---

[6] https://investors.biontech.de/de/news-releases/news-release-details/biontech-und-pfizer-schliessen-erste-dosierungs-kohorte-der

[7] https://pubmed.ncbi.nlm.nih.gov/33053279/

folgende Phase-3-Studie wurde dann schon im Juli 2020 gestartet - nur wenige Wochen nach dem Ende der Phase-1-/Phase-2-Studie. Sowas hatte es bis dahin noch nie gegeben, die Notwendigkeit ergab sich aber aus der tobenden Pandemie mit Millionen Erkrankten und wirtschaftlichem Stillstand in weiten Teilen der Welt. Auf einen Impfstoff nach alter Schule mit Fertigstellung 2028 mochte niemand warten!

Wenn es Sie interessiert, können Sie eine sehr nett zu lesenden „Augenzeugenbericht" einer Krankenschwester aus den USA lesen, die als eine der ersten den Impfstoff in der Phase-3-Studie verabreicht bekam. Sie schildert anschaulich und spannend den ganzen Ablauf von Ihrer ersten zufälligen Begegnung mit der Studie auf Instagram bis hin zur Impfung mit einer völlig neuartigen Substanz und der recht unangenehmen Impfreaktion im weiteren Verlauf[8].

Schon im November 2020 war die Aufnahme von etwas mehr als 20.000 geimpften Personen in die Phase 3 Studie abgeschlossen und die Daten konnten bereits nach wenigen Wochen abschließend präsentiert und die Zulassungsbehörden übergeben werden. Und auch dort wich man vom üblichen Verfahren einer monatelangen und gemächlichen Prüfung ab, und unterzog die Covid-Daten sofort einer eingehenden Prüfung. Diese konnte dann im Dezember 2020 bereits in einer Zulassung münden - es konnte losgeimpft werden!

---

[8] https://doi.org/10.1001/jamainternmed.2020.7087

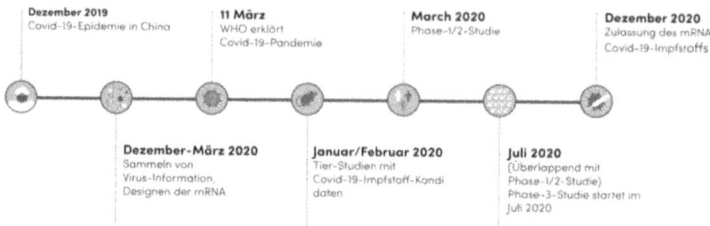

Abbildung 22: Die Entwicklung des Covid-19-Impfstoffs

Und warum ging das im Fall von Covid-19 jetzt alles plötzlich so schnell? Es kam natürlich auch Misstrauen auf, weil Prozesse, die üblicherweise Jahre dauern, nun in wenigen Monaten abgeschlossen waren. Das ist natürlich auch absolut verständlich - um das zu erklären, muss man sich aber verdeutlichen, warum diese Prozesse üblicherweise so lange dauern: Im Fall von Covid-19 wurde parallel an vielen Dingen schon vorbereitend gearbeitet, Anträge wurden bei Behörden nicht erst 3 Monate auf irgendwelche Haufen geworfen, sondern sofort nach Eingang bearbeitet und auch die Daten der Studien wurden nicht erst nach Abschluss der gesamten Studie ausgewertet, sondern laufend während die Studien noch liefen. So konnte praktisch direkt nach dem Untersuchen des letzten Patienten der Phase-1/2-Studie und auch der Phase 3 Studie über die Ergebnisse berichtet und die Anträge für die nächsten Schritte bei den Behörden eingereicht werden - wo wiederum bereits das entsprechende Expertengremium sehnlichst auf genau diese Daten wartete, um sofort mit der Begutachtung zu beginnen. Prozesse, die sonst unglaublich viel Zeit ohne Fortschritt vergeuden, wurden gestrafft soweit es nur möglich war und konnten so in einer Zulassung in Warp-Speed noch im Jahr 2020 müden.

44

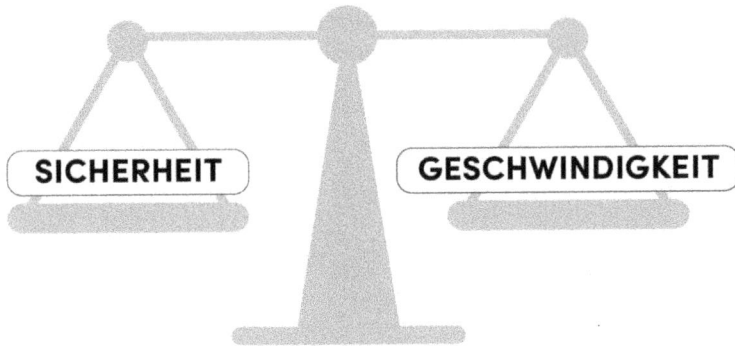

Abbildung 23: Während der Entwicklung jedes Medikamentes muss eine Abwägung zwischen Sicherheit und Geschwindigkeit des Entwicklungsprozesses getroffen werden. Bei Covid-19 war Eile geboten, Sicherheit ebenso!

Natürlich kann man auch berechtigte Kritik an diesem Vorgehen äußern. Offenbar ist bei der Entwicklung der mRNA-Impfstoffe gegen Covid-19 ja alles "gut" gegangen - die Befürworter einer so stark beschleunigten Vorgehensweise hatten Recht. Aber hinterher ist man immer schlauer...wäre plötzlich 6 oder 12 Monate nach dem Abschluss der Studien bei den dort geimpften Personen eine schreckliche Nebenwirkung aufgetreten, wären bereits Millionen von Bürgern ebenfalls geimpft gewesen.... mit undenkbaren Folgen. Ich persönlich bin sehr froh, dass alles nun so gekommen ist und wir - soweit es im Moment aussieht - die Pandemie hinter uns lassen können. Aber ich kann auch jeden Kritiker verstehen.

Zurück zur Biologie der Impfung. Nachdem Sie nun die kurze Entwicklungsgeschichte kennen, erinnern Sie sich an das vorher gesagte über die Funktionsweise von Impfungen. Die Immunabwehr wird im Rahmen der Impfung mit fremdem Material konfrontiert und soll einen Abwehrschutz aufbauen.

45

Lesen Sie hier nun die konkrete Umsetzung für die mRNA-Covid-19-Impfung: Im Impfstoff der Firmen Biontech und Moderna befindet sich die mRNA für ein Bauteil der Virushülle des Covid-19-Virus, das bereits angesprochene Spike-Protein.

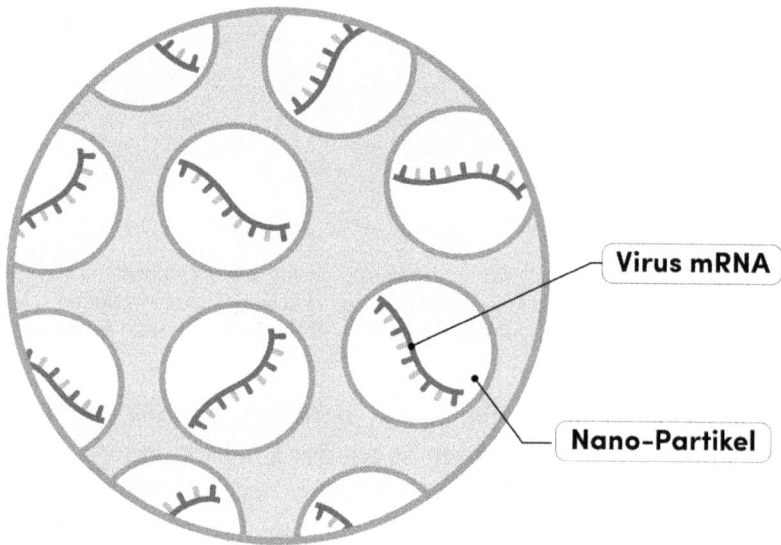

Abbildung 24: Im Mikroskop betrachteter Covid-19-Impfstoff mit Nanopartikeln und darin verpackter mRNA mit dem Bauplan des Virus-Spike-Proteins.

Dieses wird meistens in den Oberarm gespritzt und landet im Hautgewebe oder einem Muskel. Wie wir das bereits kennen, wird die mRNA dann dort von Zellen aufgenommen und "verbaut". Die Zellen stellen dann nach diesem Bauplan ein Protein her, das normalerweise ein Teil des Covid-19-Virus ist. In diesem Fall handelt es sich um genau zu sein um das sogenannten "Spike-Protein". Das Spike-Protein ist ein Teil auf der Außenseite des Covid-19-Virus, mit dem es an fremde

46

Zellen andockt und in diese hineingelangen und schließlich zerstören kann. Es eignet sich deswegen sehr gut für eine Impfung, da es auf der Außenhülle des Virus zu finden ist und von den Immunzellen des Körpers schnell identifiziert und angegriffen werden kann.

Interessanterweise kann man tatsächlich im Blut von Geimpften für einige Tage lang das Virus-Protein nachweisen. Und mit ein paar Tagen Verzögerung findet man dann mit der passenden Laboruntersuchung auch Antikörper gegen das Spike-Protein des Covid-19-Virus im Blut der Patienten. So lässt sich übrigens auch der Erfolg einer Impfung überprüfen: Hat ein Patient einige Woche nach einer Impfung dann Antikörper gegen den betreffenden Erreger, so war die Impfung erfolgreich. Der Patient verfügt über eine Immunität.

In diesem Zusammenhang eine spannende Frage: Patienten, die bereits an Covid-19 erkrankt sind, haben ja wie wir wissen auch Antikörper gegen das Virus entwickelt und haben eine Immunität. Genauso wie geimpfte Personen. Aber wie kann man unterscheiden, ob eine Person Antikörper gegen einen Erreger hat, weil sie zuvor erkrankte oder weil sie geimpft wurde? Die Antwort ist ziemlich einfach aber auch genial: Wenn eine Person geimpft wurde, dann hat das Immunsystem nur das Protein kennengelernt, was als mRNA-Bauplan gespritzt wurde. In diesem Fall das Spike-Protein. Und auch nur gegen dieses Protein gerichtete Antikörper lassen sich nachweisen. Alle anderen Bestandteile des Virus, die „in Echt" vorkommen, sind dem Immunsystem dann noch unbekannt.

Ist ein Patient jedoch wirklich an Covid-19 erkrankt, so hat er nicht nur das einzelne Spike-Protein kennengelernt, sondern viele andere Teile des Covid-19-Virus. Zum Beispiel auch Proteine aus dem Inneren des Virus. Daher finden sich in seinem Blut nicht nur Antikörper gegen das Spike-Protein (wie beim Geimpften), sondern zum Beispiel auch Antikörper gegen Kern-Proteine, die im Inneren des Covid-19-Virus zu finden sind und die beim Geimpften nicht zu finden sind. Denn der Geimpfte hat ja keine entsprechende mRNA mit den Informationen für Kernproteine des Virus erhalten. Im Gegensatz dazu ist die Immunabwehr des Erkrankten mit vielen verschiedenen Virusbestandteilen in Kontakt gekommen. In der Sprache der Labormediziner findet man nicht nur Anti-Spike-Antikörper (Anti-S-AK), sondern auch Anti-Nucleäre-Antikörper (Anti-N-AK) und kann so gut unterscheiden, ob eine Infektion oder eine Impfung die Immunität verursacht hat.

Auffrischung gegen Mutation und das Vergessen

Nachdem wir nun alle seit Monaten mit dem Thema der mRNA-Impfungen gegen das Covid-19-Virus beschäftigt sind, möchte ich mit Ihnen noch ein paar zusätzlich Aspekte klären, die in der Diskussion eine wichtige Rolle spielen und Sie wahrscheinlich interessieren. Einer davon ist die Mutation des Covid-19-Virus. Mutation bedeutet dabei, dass das Virus seine Struktur leicht verändert. Diese Veränderungen treten zufällig auf und bewirken, dass das Virus sich immer wieder mal ein wenig verändert und weiterentwickelt. Es entsteht eine neue Virusvariante. Das, was wir zunächst als südafrikanisch, brasilianische oder britische Variante des Virus kennengelernt haben. Und später dann als Delta- oder Lambda-Variante. Und immer tauchte dann die Frage auf: Wirkt die Impfung auch bei der neuen Mutation? Und wenn ja, wie gut wirkt die Impfung noch? Oder müssen wir Nach-Impfen?

Um das zu beantworten, müssen wir zunächst klären, was eine Mutation überhaupt bedeutet: Eine Mutation des Covid-19-Virus ist wie beschrieben eine geringe Veränderung im Aufbau des Virus. Könnte man einen kurzen Blick auf das Virus werfen, würde nichts auffallen, erst wenn man sich die genaue Struktur der Proteine ansieht, kann man kleine Veränderungen erkennen. Wenn wir uns vorstellen, dass die Veränderung aber in dem uns schon bekannten Spike-Protein passiert, dann können wir erahnen, was dann die Folge sein kann: Die Antikörper, die ein Patient oder ein Geimpfter gegen dieses Protein gebildet hat, können das leicht veränderte Spike-Protein nicht mehr erkennen und die Immunabwehr ist deshalb abgeschwächt - es besteht keine Immunität mehr gegen das mutierte Virus:

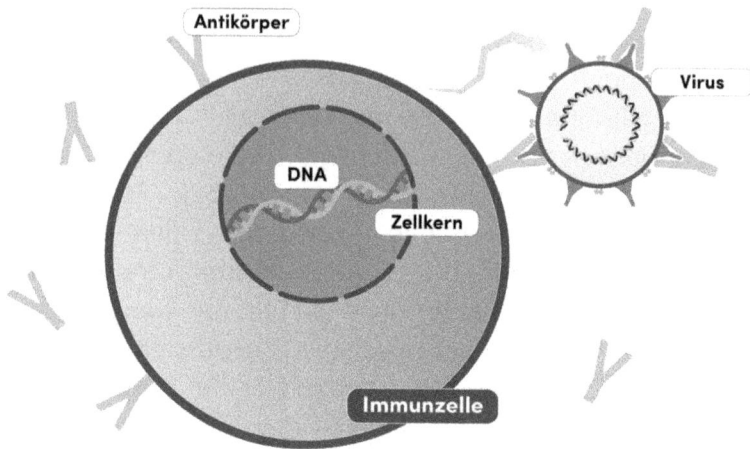

Abbildung 25: Schematisch dargestellt hat sich das Spike-Protein leicht in seiner Form verändert, da es eine Mutation im Erbgut des Virus gegeben hat. Vorhanden Antikörper können nicht mehr so gut binden und die Immunabwehr aktivieren. Diese fällt schwächer aus. Vergleichen Sie mit Abbildung 16.

Immer wenn eine neue Mutation des Covid-19-Virus auftritt, bricht daher erstmal große Unruhe aus. Bis die ersten Erfahrungen mit diesem "neuen" Virus gemacht werden, bleibt unklar, welche Auswirkungen eine aktuelle Mutation auf das Verhalten, die Gefährlichkeit und die Ansteckung des Virus hat. Und vor allem stellt sich die Frage, wie gut eine Impfung oder eine abgelaufene Infektion gegen eine neue Variante des Covid-19-Virus schützt. Es wäre natürlich eine Katastrophe, wenn sich das Virus so stark verändern würde, dass eine bestehende Immunität nach Impfung oder Infektion gar nicht mehr schützt. Dann stünden wir wieder ganz am Anfang der Covid-Pandemie - eine Katastrophe. Soweit ist es aber bislang nicht gekommen und es bleibt zu hoffen, dass solche fatalen Veränderungen des Virus auch nie eintreten.

Man kann das Problem aber auch durch eine Weiterentwicklung der mRNA-Impfstoffe in den Griff kriegen: Indem man zusätzlich eine mRNA für das mutierte Spike-Protein in die Impfung mit einbringt, oder den bisherigen Impfstoff anpasst. Patienten bilden dann nach einer Impfung zunächst auch die mutierte Version des Spike-Proteins und im Anschluss daran dann auch passende Antikörper - die volle Immunität gegen das Ursprüngliche und das mutierte Covid-19-Virus ist damit hergestellt.

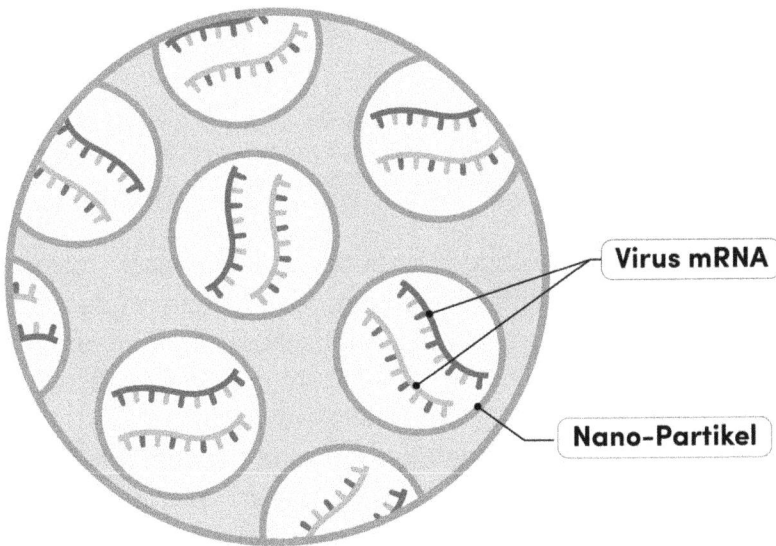

Abbildung 26: Der Impfstoff wurde an eine neue Variante des Virus angepasst und enthält nun mRNA mit Bauplänen für verschiedene Spike-Proteine.

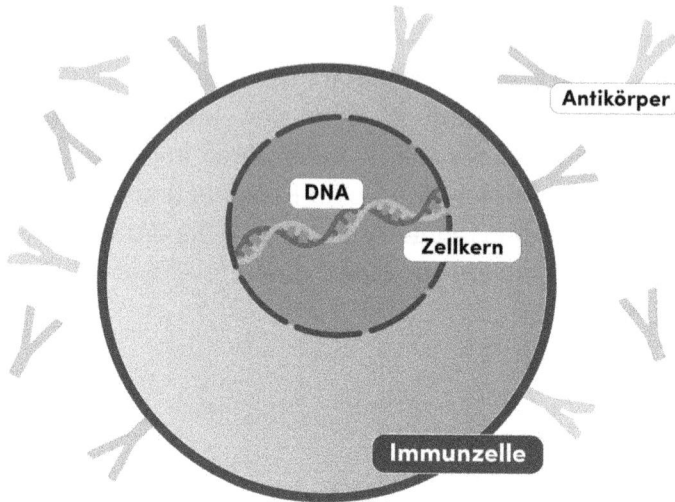

Abbildung 27: Nach einer Impfung mit Biontech 2.0 entwickelt eine Person nicht nur Antikörper gegen das ursprüngliche Spike-Protein, sondern auch gegen das der neuen Virus-Variante. Sie erkennen zwei verschiedene Varianten der Antikörper.

Deshalb ist übrigens auch zu erwarten, dass es weiterentwickelte Impfstoffe gegen neue Varianten des Covid-19-Virus und entsprechende Auffrischungsimpfungen geben wird. Einen ersten Schritt in diese Richtung hat Biontech im Juli 2021 unternommen. Eine Weiterentwicklung des mRNA-Impfstoffes wurde angekündigt, um eine bessere Wirksamkeit gegen die zu diesem Zeitpunkt massiv auftretende Delta-Variante zu erreichen[9]. Denn bei dieser Variante zeigte sich eine derart starke Mutation mit Veränderungen an der Oberfläche des Covid-19-Virus, dass die Immunität von geimpften Patienten tatsächlich messbar abgeschwächt war[10]. Zwar reichte der

---

[9] https://investors.biontech.de/de/news-releases/news-release-details/pfizer-und-biontech-geben-vor-dem-hintergrund-der-delta-variante

[10] https://www.nature.com/articles/s41586-021-03693-y

Impfschutz immer noch, um bei fast allen Patienten eine schwere Erkrankung wirksam zu verhindern. Aber die von Mutation zu Mutation verminderte Wirksamkeit, die mit jeder weiteren Mutation des Virus stärker beobachtet werden konnte, war langsam Grund zur Sorge. Gleichzeitig konnte man eine deutlich gestiegene Ansteckung registrieren – das mutierte Spike-Protein konnte an menschliche Zellen offenbar viel besser andocken.

Es musste erwartet werden, dass es früher oder später eine Virus-Variante geben würde, gegen die der Impfstoff dann eben nicht mehr ausreichend helfen würde. Zwar kann man natürlich keinen Impfstoff gegen eine Variante entwickeln, die es noch gar nicht gibt - weil man ja gar nicht weiß, wie die Struktur des Virus und seine Antigene dann genau sein würden. Aber wenn man einen Impfstoff hat, der genau passend für die neueste der bekannten Varianten ist, indem er Antikörper hervorruft, die alle bisher bekannten Virusvarianten perfekt erkennen können, dann ist zumindest die Wahrscheinlichkeit sehr gering, dass diese Antikörper bei einer im nächsten Schritt daraus entstehenden Virus-Variante nicht mehr wirken, sehr gering.

Bei der Impfstoffentwicklung gegen mutierende Viren ist man daher immer ein bisschen im Hintertreffen, was die Aktualität der Impfstoffe angeht, aber wenn man am Ball bleibt, dürfte es zumindest für das Covid-19-Virus möglich sein, einen dauerhaften Schutz durch Auffrischimpfungen zu erreichen.

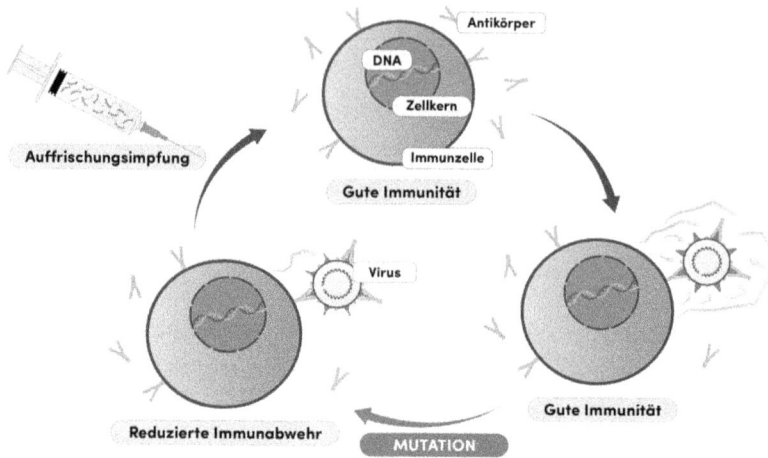

Abbildung 28: Schematische Darstellung des Wettlaufs zwischen Impfstoff-Entwicklung, Booster-Impfung und Mutation des Virus. Auf relevante Mutationen folgt immer eine angepasste Auffrischung der Impfung, um den Impfschutz aktuell zu halten.

Ein weiterer Grund für Auffrischungsimpfungen kann das natürliche "Vergessen" des Immunsystem sein. Denn so wie sich das Immunsystem einen Erreger merkt und sich auf weitere Abwehrkämpfe in der Zukunft vorbereitet, so kann das Immunsystem diese Informationen wieder vergessen. Das heißt, es verliert seine Immunität gegen einen Erreger einfach über die Zeit von ganz allein, wenn dieser Erreger sich nicht mehr blicken lässt. Bei einer Blutuntersuchung kann man dann sehen, dass über die Zeit immer weniger Antikörper gegen den jeweiligen Erreger zu finden sind.

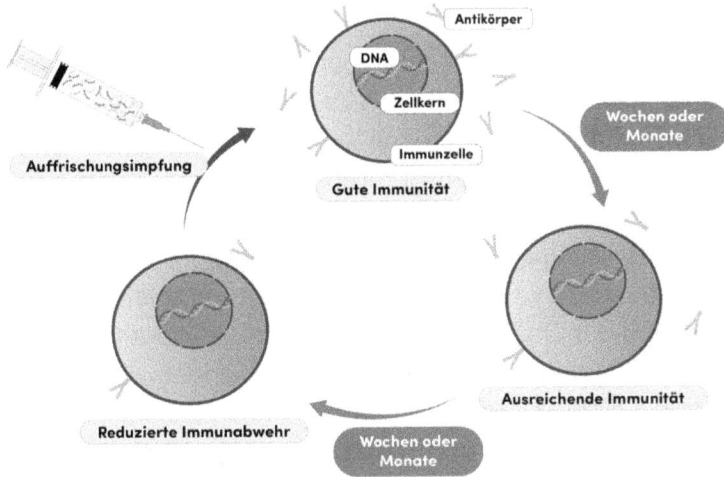

Abbildung 29: Im natürlichen Zeitverlauf nimmt die Immunität ab, Antikörper sind vermindert nachweisbar und eine Auffrischungsimpfung kann die Immunität wieder herstellen.

Das gilt übrigens für viele Erreger, gegen die wir uns immer wieder neu Impfen müssen. Denken Sie dabei an die Impfung gegen Tetanus, die alle paar Jahre aufgefrischt werden sollte. Bei Covid-19 ist es aktuell noch nicht ganz klar, wie lange nach einer Impfung die Immunität besteht. Sicher wissen wir, dass die Antikörper gegen das Covid-19-Virus nach einer Impfung mindestens 6 Monate lang im Blut der geimpften Person nachweisbar sind - eine Immunität besteht also[11]. Alles weitere werden wir erst in Zukunft erfahren, da die Impfungen ja noch gar nicht lange genug durchgeführt werden, um beurteilen zu können, ob eine Immunität auch nach 12 oder 18 Monaten noch besteht.

---

[11] https://pubmed.ncbi.nlm.nih.gov/33822494/

mRNA-Grippeimpfungen

Die Grippe ist eine uns allen gut vertraute Erkältungskrankheit. Impfungen sind bei uns seit Jahren erhältlich und für Personen mit besonderen gesundheitlichen oder beruflichen Risiken empfohlen[12]. Ein Problem der Grippeimpfung ist die schnelle Veränderung des Grippevirus. Wie bereits zuvor beschrieben, kommt es auch beim Grippevirus durch Mutationen immer wieder zu einer Veränderung der Oberfläche. Eine einmal entwickelte Immunität nach einer Infektion oder Impfung verspricht daher keinen dauerhaften Schutz - die Impfung muss beispielsweise jedes Jahr wiederholt werden und bietet selbst dann keinen sicheren Schutz. Denn durch eine in der Zwischenzeit geschehene neue Mutation kann die Immunität ihre Wirkung verlieren. Eine mRNA-Impfung würde zwar diese grundsätzliche Eigenschaft des Grippevirus nicht ändern. Sie wäre aber einfacher herzustellen als die Grippeimpfung, die aufwändig mittels Millionen von Hühnereiern jedes Jahr angezüchtet werden muss. Man könnte durch die vereinfachte Produktion schneller auf neue Virusvarianten reagieren. Gleichzeitig ist eine mRNA-Impfung gegen das Grippevirus natürlich auch ein weltweiter Markt. So ist zu verstehen, dass einige der großen mRNA-Firmen auch auf dem Gebiet der Grippeimpfung aktiv sind. Dies spiegelt sich auch in der Anzahl der Publikationen zu diesem Thema wider:

---

[12]

https://www.rki.de/SharedDocs/FAQ/Impfen/Influenza/FAQ01.html

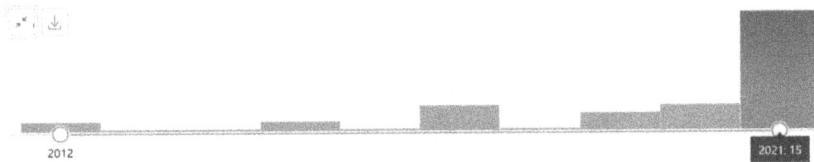

Abbildung 30: Anzahl der jährlichen Publikationen im Verzeichnis Pubmed zum Thema mRNA-Impfung und Grippe.

Wie Sie sehen, ist bereits 2012 immerhin schon eine wissenschaftliche Publikation zum Thema "mRNA-Grippeimpfung" vorhanden, also fast 10 Jahre bevor überhaupt ein mRNA-Impfstoff überhaupt zugelassen wurde. Und 2021 ist hektische Betriebsamkeit ausgebrochen - ganze 21 Artikel wurden zu diesem Thema veröffentlicht. Es gibt inzwischen eine ganze Fülle von laborchemischen oder tierexperimentellen Untersuchungen und es sieht so aus, als könnten wir in den nächsten Jahren mit einem mRNA-Grippeimpfstoff rechnen. Erste Ergebnisse gab es bereits in einer Veröffentlichung von 2017 (beteiligt dabei übrigens die amerikanische Firma Moderna), die für zwei Varianten des Grippevirus eine gute Immunität nach mRNA-Impfung an Tieren feststellen konnte. Zwischen-Ergebnisse aus einer Phase-1-Studie am Menschen waren ebenfalls vielversprechend, denn die Impfung wurde gute vertragen und bewirkte eine starke Bildung von Antikörpern im Blut der Versuchspersonen[13]. Ich möchte nur eine weitere aktuelle Arbeit erwähnen, die Mitte 2020 publiziert wurde. In dieser Studie wurde der aktuelle Kandidat der Firma Biontech in Zusammenarbeit mit der Acuitas Therapeutics an Mäusen getestet[14]. Das Besondere an dieser Impfung ist dabei, dass sie nicht nur gegen einen einzelnen Teil des Virus gerichtet ist - wie zum Beispiel bei Covid-19 gegen das Spike-Protein, sondern

---

[13] https://www.ncbi.nlm.nih.gov/pmc/articles/PMC5475249/
[14] https://www.ncbi.nlm.nih.gov/pmc/articles/PMC7335735/

57

gegen mehrere verschiedene Virusbestandteile. Darüber hinaus wurden die Merkmale verschiedener Virusvarianten in einer Impfung kombiniert. So sollte sichergestellt werden, dass die Immunität auch dann noch erhalten bleibt, wenn einzelne Teile des Virus sich verändern und dass die Impfung gegen die aktuell bekannten Virusvarianten wirkt. Es klingt beeindruckend, wenn man in der Studie liest, dass die Strukturen des Grippevirus angefangen vom Jahr 1918 bis heute analysiert wurden. mRNA-Baupläne von Virusproteinen aus fast 100 Jahren flossen damit in diese Impfung mit ein!

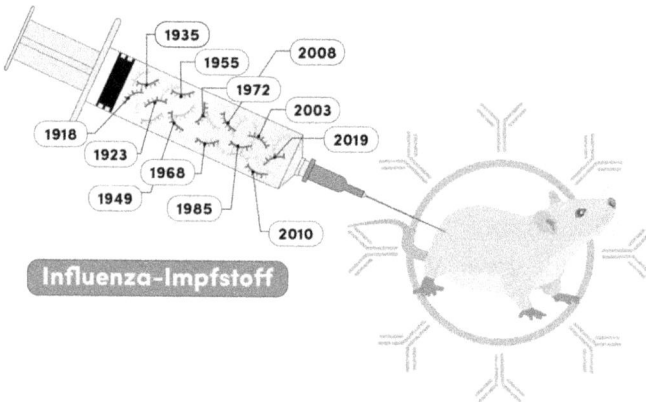

Abbildung 31: Informationen von Grippeviren aus etwa 100 Jahren flossen in die Impfung mit ein. So sollte ein breiter Impfschutz gegen alle Varianten erreicht werden.

Das Ziel war eindeutig: Es sollte eine absolut breit aufgestellte und robuste Impfung gegen das Grippevirus entwickelt werden. Keine halben Sachen! Keine Chance der Mutation! Und die Ergebnisse dieser Arbeit lassen sich tatsächlich sehen: Die geimpften Tiere zeigten in der Studie bereits nach einer Impfung eine breite Immunität gegen

58

verschiedene Grippe-Varianten. Die Forscher waren tatsächlich so gemein, die Mäuse mit einer eigentlich tödlichen Virusmenge zu konfrontieren - alle Tiere überlebten!

Aktuell laufen die Vorbereitungen von Studien am Menschen. Die Ergebnisse werden sicherlich noch einige Zeit auf sich warten lassen, aber die bisherigen Erkenntnisse aus den Tierexperimenten lassen hoffen. Es scheint gut möglich, dass in den nächsten Jahren ein mRNA-Grippeimpfstoff auf den Markt kommt, der wirkungsvoll gegen die bekannten Virusvarianten schützt und wahrscheinlich auch zukünftige Virusvarianten miteinschließt. Vielleicht sind wir dann die jährliche Grippeimfung wenigstens für ein paar Jahre los.

mRNA-HIV-Impfungen

Als in den 80er Jahren die HIV-Erkrankung aufgekommen ist, gab es zunächst keinerlei therapeutischen Möglichkeiten und eines der prominentesten Opfer der Erkrankung war sicherlich der Queen-Sänger Freddy Mercury im Jahr 1991. Das hat sich inzwischen glücklicherweise sehr stark geändert und gerade in den Industrieländern gibt es gut verfügbare Medikamente, die eine HIV-Erkrankung soweit in Schach halten können, dass Patienten auch nach einer Infektion noch Jahrzehnte leben. Dennoch sterben weltweit jedes Jahr noch mehrere Hunderttausend Menschen an der Erkrankung und eine wirkungsvolle Impfung wird sehnlichst erwartet. Im Endeffekt ist allerdings trotz 40 Jahre intensiver Forschung nichts Brauchbares herausgekommen. Denn das HI-Virus hat (neben ein paar anderen) eine sehr unangenehme Eigenschaft: Seine Außenseite verändert sich durch Mutationen sehr schnell. Im Kapitel über die Mutationen des Covid-19-Virus haben wir bereits gesehen, dass solche Mutationen die Wirkung von Impfungen abschwächen können, weil Antikörper wirkungslos werden. Denn schließlich ist es dafür ganz wichtig, dass die Immunzellen den Erreger erkennen und später wiedererkennen. Das wird natürlich schwierig, wenn dieser ständig seine Struktur verändert. Beim Covid-19-Virus sind diese Mutationen nicht so häufig und daher bisher auch kein großes Problem. Den Entwicklern der Impfstoffe bleibt genug Zeit, alle paar Monate oder wann immer es erforderlich ist, eine neue Version des Impfstoffes zu entwickeln. Bei HIV ist das anders: Das Virus verändert durch Mutation seine äußere Struktur so schnell, dass eine Impfung bzw. die vom Körper gebildeten Antikörper das Virus nicht mehr erkennen und bekämpfen können. Das Immunsystem kann sich auf das Virus nicht einstellen. Eine Impfung, die einen Schutz gegen eine Variante des Virus bringen soll, ist in kurzer Zeit veraltet und wirkungslos. Weiterhin ist es eine Stärke des HI-Virus, seine Gene in das Erbmaterial des erkrankten Patienten einzuschleusen und sich dadurch festzusetzen. Aber das ist leider noch nicht alles: Das HI-Virus befällt die Immunzellen des Körpers und verfügt über verschiedene Eigenschaften, die es extrem schwer machen, es effektiv zu bekämpfen und auch die Impfstoffentwicklung extrem komplex machen. Andernfalls wären 40 Jahre erfolglose Forschung auch nicht zu erklären. Ich möchte hier jedoch darauf verzichten, sämtliche immunologischen Besonderheiten des HI-Virus zu beschreiben - dafür braucht man fast ein Biologie-Studium. Wen die Details doch interessieren, der findet eine hervorragende Übersichtsarbeit[15].

Zurück zur "einfachen" mRNA-Impfung: Die durch die Covid-19-Impfung bekannt gewordenen Firma Moderna hat bereits Projekte zur Entwicklung eines HIV-Impfstoffs gestartet, aktuell sind diese aber noch in einer sehr frühen Entwicklungsstufe. Ähnliches gilt für Biontech. Es gibt auch bisher noch keinerlei veröffentlichte Studienergebnisse von diesen beiden Firmen. Allerdings haben einige Forscher in den Labors von amerikanischen Universitäten bereits etwas "zählbares" herausgebracht: 2019 berichteten sie, dass eine mRNA für ein Hüll-Protein des HIV als Impfung bei Tieren eine Antikörperproduktion ausgelöst hat - so wie wir das auch von der Covid-19-Impfung kennen. Im Reagenzglas konnten die Forscher tatsächlich auch zeigen, dass diese Antikörper, HI-Viren neutralisieren können[16]. Allerdings fiel die Immunantwort nicht bei allen Tieren gleich gut aus und verschwand zum Teil bereits nach 4 Wochen wieder. Immerhin war das aber ein erster Schritt auf dem Weg zu einem möglichen mRNA-Impfstoff gegen HIV. Die Gruppe um die gleichen Forscher publizierte im

---

[15] https://pubmed.ncbi.nlm.nih.gov/33562203/
[16] https://doi.org/10.1016/j.omtn.2019.03.003

Jahr 2021 erneut Daten aus weiteren Tierexperimenten. Es hatte inzwischen substanzielle Weiterentwicklungen der mRNA und der Nanopartikel gegeben, die eine Wirksamkeit der Impfung stark verbessern sollten.

Und tatsächlich: Die Wissenschaftler beobachteten diesmal durch die mRNA-Impfung breit wirksame Antikörper[17]. In dieser Arbeit waren die Antikörper sogar deutlich länger wirksam und konnten beachtliche 41 Wochen eine Immunität gegen HIV-1 (die häufigste von 2 HIV-Varianten) herstellen.

Fazit

Eine HIV-Impfung ist natürlich ein heißes Thema, und wer eine solche Entwicklung bis zur Marktreife bringt, muss sich nie mehr Sorgen um seinen Geldbeutel machen. Aber nicht umsonst gibt es seit 40 Jahren Forschung dazu ohne marktreifes Ergebnis. Die mRNA-Technik kann offensichtlich weitere Erkenntnisse dazu liefert und auch ein paar ermutigende Erfolge in kleineren Tierexperimenten liefern. Ob das aber je in einem zugelassenen HIV-Impfstoff mündet, steht aktuell noch in den Sternen.

---

[17] https://doi.org/10.1038/s41541-021-00307-6

mRNA-Tollwut-Impfungen

Auf die Impfungen gegen Tollwut möchte ich kurz eingehen, weil es ein sehr frühes Projekt in der mRNA-Forschung ist und von der deutschen Firma CureVac vorangetrieben wurde. Diese Firma, die seit 2000 besteht und sich der Entwicklung von mRNA-Medikamenten verschrieben hat, hat als eines der ersten Produkte an einem mRNA-Impfstoff gegen die Tollwuterkrankung geforscht.

Als im Frühjahr 2020 der "Run" auf die mRNA-Impfstoffe losging, habe ich mir die bisherigen Entwicklungen dazu genauer angesehen, da es mich interessiert hat, ob es da vielleicht schon was auf dem Markt gibt und wie weit die Forschung damit eigentlich ist. Und ich wollte wissen, ob man überhaupt erwarten kann, dass es in absehbarer Zeit einen mRNA-Impfstoff geben würde.

Ich habe mich ehrlich gefragt, ob es Sinn machen könnte, die Aktien einer mRNA-Firma wie CureVac oder Biontech zu kaufen. Es stand ja im Raum, dass aus deren Forschung der weltrettende mRNA-Impfstoff gegen Covid-19 herauskommen könnte. Daten gab es zu diesem Zeitpunkt nur wenige und es gab ja auch noch gar keine zugelassenen mRNA-Therapien. Zuerst bin ich bei meiner Recherche auf die Arbeiten von CureVac zum Tollwut-Impfstoff gestoßen. Tollwut tritt weltweit auf und fordert jedes Jahr zehntausende Tote durch eine Entzündung im zentralen Nervensystem, die kaum aufzuhalten ist, wenn sie einmal ausbricht. Es gibt bereits eine Impfung gegen Tollwut, die auf der Gabe von inaktivierten Tollwutviren basiert, die aufwändig gezüchtet werden müssen. Die Entwicklung eines mRNA-Impfstoffen könnte die Impfung und Prophylaxe vereinfachen - so offensichtlich die Gedanken der Forscher bei CureVac. Um mir selber ein Bild zu machen, suchte ich in den bisher publizierten wissenschaftlichen Studien nach Daten bezüglich des mRNA-Impfstoffs von CureVac. Ich erinnere mich, dass ich ziemlich enttäuscht war: CureVac war ja bereits im Jahr 2000 gegründet worden und die erste brauchbare klinische Studie mit dem mRNA-Impfstoff stammte aus dem Jahr 2017 - immerhin aber in der renommierten Zeitschrift "Lancet". Dort hatte man gezeigt, dass es bei der Injektion von einem entwickelten mRNA-Tollwut-Impfstoff zu keinerlei schweren Nebenwirkungen kommt und die Patienten im überwiegenden Teil tatsächlich auch Antikörper gegen das Tollwut-Virus entwickelten. Zielstruktur des Antikörpers war wie bei dem Covid-19-Virus ein Protein, das auf der Außenseite der Virushülle zu finden war.

Das klang soweit ja schonmal ganz gut, aber ich schaute noch etwas genauer auf die Daten. Die Studie war 2013 begonnen worden und dauerte bis 2016. Ich dachte: was haben die eigentlich gemacht vom Jahr 2000 bis zum Jahr 2013? Und dann waren in der Studie in 4 Jahren nur 101 Patienten eingeschlossen worden. Ich fand das alles ziemlich enttäuschend. Auch wenn die Ergebnisse der Studie insgesamt ja gezeigt haben, dass ein mRNA-Impfstoff gegen Tollwut grundsätzlich funktioniert und gut vertragen wird. Ich war trotzdem enttäuscht und dachte deshalb im März 2020: Das klappt nie mit der Entwicklung eines mRNA-Impfstoffs gegen Covid-19! Glücklicherweise sollte ich ja bekanntlich nicht Recht behalten. Aber zurück zum Tollwut-Impfstoff: CureVac hat inzwischen eine weitere Studie mit dem mRNA-Impfstoff gestartet und Ergebnisse davon Anfang 2021 veröffentlicht[18]. Es handelt sich bei der neuen Studie um eine Phase-1/2-Studie. Die Entwicklung bis zur Marktreife ist zwar noch ein gutes Stück weg, aber die Ergebnisse dieser neuen Studie sind ziemlich gut: Nachdem die Dosis des Impfstoffs etwas reduziert wurde, war

---

[18] https://pubmed.ncbi.nlm.nih.gov/33487468/

er sehr gut verträglich. Und darüber hinaus konnte bei den behandelten Patienten eine gute Produktion von Antikörpern gegen das Tollwutvirus nachgewiesen werden. Und nicht nur das: Eine Vergleichsgruppe hatte den bisher weltweit etablierten Impfstoff "Rabipur" erhalten. Im direkten Vergleich zeigten Patienten, die den mRNA-Impfstoff erhalten hatten, eine ähnliche Immunität wie Patienten nach der Impfung durch den etablierten Impfstoff. Es war CureVac also öffentlich gelungen, einen mRNA-Impfstoff herzustellen, der mindestens genauso gut funktioniert wie das bisher verwendete Produkt des herkömmlichen Impfstoffs. Sagen wir es mal so: Der Weg bis zu einer Zulassung wird wahrscheinlich noch lange dauern, aber es sieht so als läge hier ein einsatzfähiger mRNA-Impfstoff vor. Käme nun eine weltweite Tollwutpandemie auf uns zu, wie wir es gerade bei Covid-19 erlebt haben und müsste schnell eine Rettung her, wäre eine Zulassung des Produktes vielleicht genauso schnell möglich, wie wir das bei den Covid-19-Impfstoffen von Moderna und Biontech gesehen haben?!

Im Juni 2021 erschien in der absoluten Top-Zeitschrift Nature ein Artikel über eine mRNA-Impfung gegen Malaria - eine Erkrankung, die bei uns keine große Rolle spielt, weltweit aber jedes Jahr Hunderttausende Opfer fordert und Hunderte Millionen Menschen infiziert. Also eine echte Geißel der Menschheit und die ersten Publikationen zu einer Impfung gegen Malaria sind fast 80 Jahre alt, ohne dass es bisher zu einer echten Entwicklung gekommen wäre.

Viele Ansätze wurden Jahrzehnte lang untersucht, aber mehr als ein zwar nachweisbarer, aber nicht ausreichender Impfschutz war in all den Jahren nicht herausgekommen. Anders in diesem Fall und mit der neuen Technik: Die Autoren (Forscher der kanadischen Firma Acuitas Therapeutics[19]) hatten mRNA für zwei verschiedene Proteine des Erregers der Malaria-Erkrankung die entsprechende mRNA hergestellt und diese im Labor an verschiedenen Zellkulturen ausprobiert. Tatsächlich produzierten die Zellen das gewünschte Protein, sodass die Forscher einen Schritt weiter gingen und eine Impfung an Mäusen erprobten. Nachdem diese die Impfung erhalten hatten, konnten die Forscher im Blut der Tiere hocheffektive Antikörper gegen die Proteine des Malaria-Erregers feststellen - ganz so wie es beim Menschen bei der Covid-19-Impfung auch zu beobachten ist. Um aber tatsächlich auch die Wirksamkeit der Impfung festzustellen, wurden die Tiere mit Malaria-Erregern konfrontiert und es wurde untersucht, ob die Impfung auch gegen eine Infektion schützen würde. Dabei zeigte sich, dass bis zu 40% der Tiere (je nach Dosis der Impfung) gegen eine Infektion geschützt waren. Das konnte durch eine Optimierung

---

[19] Das Kerngeschäft von Acuitas ist eigentlich die Herstellung der Nanopartikal, die für eine Verpackung der mRNA genötigt werden. Unter anderem werden diese auch für den Impfstoff von Biontech verwendet!

von Dosis und Abstand der Impfungen auf begeisternde 88% (!) gesteigert werden - ein Wert, der weit über dem liegt, was die Forschung der letzten 80 Jahre zuwege gebracht hat[20]. Zwar sind Versuche an Menschen aktuell noch Zukunftsmusik, aber wenn es gelingt (und davon kann man nach aktuellem Stand ausgehen), die Impfung weiter zu optimieren, gelingt es vielleicht in 5-10 Jahren, die weltweite Malaria-Problematik in den Griff zu kriegen.

---

[20] https://www.nature.com/articles/s41541-021-00345-0

Weitere mRNA-Impfungen

Es gibt außer den genannten noch einige andere Projekte, die sich der Entwicklung von mRNA-Impfungen widmen. Da ich glaube, dass es für Sie als Leser nicht wirklich interessant ist, jede dieser Erkrankungen und den aktuellen Stand der Entwicklung genau zu kennen, möchte ich nur noch die Impfung gegen das Zika-Virus und das CMV-Virus erwähnen, da auch hier die Forschung schon seit einigen Jahren sehr weit fortgeschritten ist.

Zika-Virus

Das Zika-Virus ist eine Erkrankung, die glücklicherweise in unseren Breitengraden nicht vorkommt. Es gibt weder Therapie noch Prophylaxe und auch wenn die Infektion bei Erwachsenen oft unproblematisch verläuft, kann es bei Schwangeren zu schweren Missbildungen des Kindes kommen. In tropischen Gebieten gibt es immer wieder Ausbrüche der Erkrankung, die von Mücken übertragen wird. Bereits 2017 wurden die Ergebnisse einer Studie an Mäusen und Affen in der Zeitschrift Nature publiziert, und die Wirkung einer mRNA-Impfung zeigte[21]. Forscher aus den USA hatten in Kooperation mit Biontech einen mRNA-Impfstoff mit mRNA von Proteinen aus der Virushülle hergestellt. Die geimpften Tiere waren Wochen bis Monate gegen eine Infektion geschützt. Weitere Forschung dazu wird folgen, aber die Ergebnisse reihen sich jetzt schon ein in die Liste der erfolgreichen mRNA-Impfstoffe.

---

[21] https://www.nature.com/articles/nature21428

Das CMV-Virus wird Ihnen wahrscheinlich geläufiger sein als das Zika-Virus. Es gibt für die Infektion keine Therapien, und sie ist glücklicherweise für Erwachsene nicht gefährlich, spielt jedoch trotzdem eine wichtige Rolle. Denn erkrankt eine schwangere Frau, kann das CMV-Virus auch das ungeborene Kind infizieren und führt dort sehr häufig zu einer Schädigung oder sogar zum Tod des ungeborenen Kindes. Bislang gibt es keine Impfung gegen das Virus, aber die mRNA-Therapie könnte eine Lösung sein.

Moderna forscht seit einige Jahren aktiv auf dem Gebiet der CMV-Impfung und bereits Ergebnisse publiziert[22]. Eine im Jahr 2017 gestartete Phase-1-Studie zeigte bereits nach kurzer Zeit eine gute Verträglichkeit und Sicherheit des Impfstoffs, sodass eine Phase-2-Studie zügig gestartet wurde. Bereits 2020 konnten erste Daten gesichtet werden und die Immunität der geimpften Personen in dieser Studie war mindestens genauso gut bzw. meist sogar deutlich höher als bei Vergleichspersonen, die eine natürliche Infektion mit dem CMV-Virus durchgemacht hatten. Inzwischen plant Moderna folgerichtig auch die Phase-3-Studie auf dem Weg zur Zulassung.

---

[22]   https://investors.modernatx.com/static-files/693ffcac-b2fc-4f7e-91c5-0a9164e7c6dc

Aktueller Stand der Forschung

Produkt / Hersteller	Labor/Tier-Studien	Phase 1 Studie	Phase 2 Studie	Phase 3 Studie	Zulassung
Covid-19 Moderna	▓	▓	▓	▓	▓
Covid-19 Biontech	▓	▓	▓	▓	▓
Covid-19 Arcturus ARCT-021	▓	▓	▓		
Covid-19 CureVac CvnCov	▓	▓	▓	▓	
Grippe Arcturus LUNAR-FLU	▓				
Grippe H7N9 Moderna mRNA1851	▓	▓			
Grippe (sais.) Moderna mRNA-1010	▓	▓	▓		
ZIKA-Virus Moderna mRNA-1893	▓	▓			
CMV Moderna mRNA-1647	▓	▓	▓	▓	
Tollwut CureVac CV72002	▓	▓			

Produkt / Hersteller	Labor/Tier-Studien	Phase 1 Studie	Phase 2 Studie	Phase 3 Studie	Zulassung
Malaria Acuitas	▓				
HIV Biontech	▓				
mRNA-1644/ 1574 Moderna	▓	▓			

Anmerkung: Sie finden solche Übersichtstabellen an verschiedenen Stellen jeweils am Ende eines Abschnittes zur jeweiligen Therapie.

mRNA-Therapie: Nicht nur ein Impfstoff

Jetzt wird es eigentlich erst spannend - finde ich zumindest. mRNA-Impfungen sind ja auf jeden Fall interessant, aber inzwischen schon fast ein alter Hut. Ob die mRNA-Therapie wirklich unsere Medizin umkrempeln kann und in 15 Jahren mindestens 30 Prozent aller Medikamente ein mRNA-Medikament sind, wie der Biontech-Gründer Sahin im Interview erklärt hat, wird maßgeblich davon abhängen, ob auch andere Anwendungen den Weg in die Zulassung schaffen. In diesem Kapitel möchte ich daher die aktuell in Entwicklung befindlichen mRNA-Präparate näher vorstellen, die keine Impfung gegen Erreger sind. Damit Sie die Wirkungsweise der Therapien verstehen, werde ich die jeweiligen Krankheiten kurz vorstellen, die Ansätze der mRNA-Therapie und den aktuellen Entwicklungsstand. Ich hoffe, das gelingt mir möglichst spannend!

mRNA-Therapie am Herz

Eine der weltweit führenden Todesursachen sind Durchblutungsstörungen des Herzmuskels. Pro Jahr versterben allein in Deutschland über 300.000 Menschen an Herz-Kreislauferkrankungen.

Ursächlich beim Herzinfarkt ist dabei eine Durchblutungsstörung. Sauerstoffreiches Blut kann die Zellen des Herzmuskels nicht mehr erreichen und mit Nährstoffen und Sauerstoff versorgen. Die Zellen sterben ab und der Herzmuskel kann seine Funktion nicht mehr aufrechterhalten. Ein Herz-Kreislauf-Versagen ist die Folge.

Die Ursache liegt in einer Verengung oder Verstopfung der Blutgefäße, die das Blut im Herzmuskel verteilen.

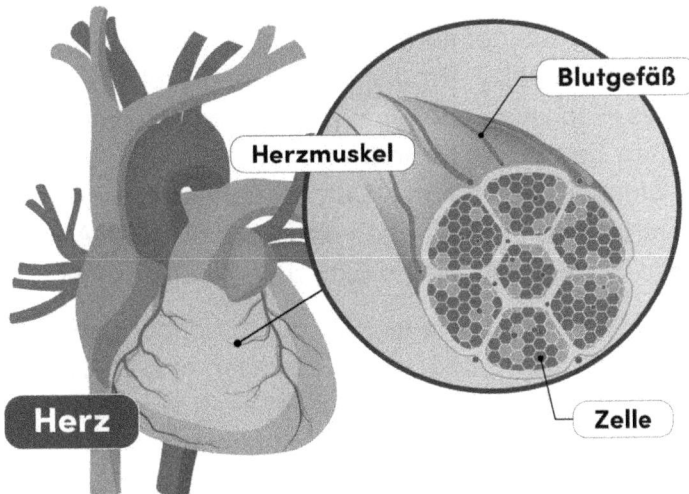

Abbildung 32: Muskelzellaufbau am Herzen. Die Muskelzellen sind in Strängen angeordnet. Dunkle Zellen symbolisieren hier Mangeldurchblutung.

Ist ein solches Blutgefäß verengt, gibt es zwei Optionen, wie man das Problem beseitigen kann: Man kann mit einem sog. Herzkatheter in das Blutgefäß einfahren und an der Engstelle ein kleines Röhrchen platzieren, um das Blutgefäß offen zu halten. Ist das nicht mehr möglich, weil bereits an vielen Stellen des Blutgefäßes Verstopfungen oder Verengungen bestehen, kann man durch eine große Herzoperation eine Umleitung legen. Dabei wird ein Ersatzblutgefäß so eingenäht, dass das Blut um die Engstelle herumgeleitet wird. Gerade diese Therapie ist mit einer großen Operation und entsprechendem Risiko für die Patienten verbunden, stellt aber oft die letzte Rettung dar. Andere Therapien gibt es kaum, aber da diese Erkrankung so verbreitet ist, wird eifrig an weiteren Möglichkeiten geforscht und auch hier könnte die mRNA-Therapie eine Option sein. Schließlich wissen wir inzwischen, dass durch die Gabe einer mRNA ein beliebiges Protein in den Zellen produziert werden kann. In den Herzmuskelzellen gibt es passenderweise ein Protein, das unter anderem für das Wachstum von Blutgefäßen zuständig ist. Könnte man nicht durch eine vermehrte Produktion dieses Proteins auch ein vermehrtes Wachstum oder eine Neubildung von jungfräulichen Blutgefäßen bewirken? Könnte dadurch nicht der Blutfluss im Herzen eines Patienten mit Durchblutungsstörungen wieder normalisiert werden? Das fragen sich auch die mRNA-Forscher und haben dazu bereits einige Experimente durchgeführt.

Der Name des Proteins, um das es dabei geht, stammt aus dem englischen und lautet vascular endothelial growth factor (VEGF), was auf deutsch soviel heißt wie Gefäß-Wand-Wachstums-Faktor. In der Vergangenheit hat es bereits etliche Studien und Forschungen rund um diesen Wachstumsfaktor gegeben. Man hat bisher auf verschiedenen Wegen versucht, den Wachstumsfaktor dorthin zu bekommen, wo er wirken soll - in den Herzmuskel und im speziellen in die betroffenen Zellen.

Leider ist das bisher aber nur mit mäßigem Erfolg gelungen. Dabei hatte man bisher versucht, den Wachstumsfaktor mittels direkter Injektion in die Zellen zu bringen oder über eine Gentherapie mit DNA-Präparaten. Es gab zwar insgesamt gewisse Fortschritte, wirklich durchschlagende Ergebnisse blieben aber aus. Oft gelang es nicht, den Wachstumsfaktor wirklich in die passenden Zellen einzuschleusen oder eine ausreichende Produktion an wirksamen Proteinen zu erreichen.

Den möglicherweise vielversprechenden Weg über eine mRNA-Therapie den Wachstumsfaktor direkt in den Zellen des Herzmuskels zu produzieren, gab es bislang noch nicht, aber Forschungsprojekte laufen langsam an und die ersten Ergebnisse lesen Sie hier.

Bereits 2013 - die mRNA-Therapie-Forschung steckte da eigentlich noch in den Kinderschuhen, konnten Forscher bereits eine mRNA direkt in den Herzmuskel von Mäusen spritzen und bei einem in den Experimenten ausgelösten Herzinfarkt eine stärkere Wirkung erzielen als bisherige Therapieansätze[23]. Das mRNA-Produkt, das inzwischen unter dem Namen AZD8601 weiter in seiner Wirkung erforscht wurde, konnte diese Effekte aber offenbar nicht nur am Herzen entfalten. In verschiedenen Tierversuchen in den 2010er Jahren beobachteten Forscher, dass eine direkte Injektion von AZD8601 in ein Gewebe bei verschiedenen Tierarten sowohl in Haut, Muskel und Herzmuskel ein Wachstum der Gefäße bewirken und teilweise auch eine verbesserte Funktion erreichen konnte. Gleichzeitig - und das ist bekanntlich genauso wichtig - ergaben sich keine schädlichen Wirkungen oder schwere Nebenwirkungen, die eine weitere Anwendung der mRNA-Therapie verhindert hätten. Nachdem AZD8601 also bereits in vielen Tierexperimenten eine vielversprechende Wirkung gezeigt hat, stellte sich nun die

---

[23] https://www.ncbi.nlm.nih.gov/pmc/articles/PMC4058317/

Frage: Wie würde eine Anwendung am Menschen laufen? Könnte es ähnliche Effekte geben? Oder würden möglicherweise Nebenwirkungen auftreten, mit denen man bisher nicht gerechnet hatte? Eine weitere Studie an Mäusen konnte 2018 zeigen, dass auch die Injektion in die Haut zu einer Verbesserung der Durchblutung und sogar einer verbesserten Wundheilung führte[24].

Die erste Studie von AZD8601 am Menschen wurde 2019 veröffentlicht. An 27 Patienten wurde dabei die Verträglichkeit und die Wirkung von einer AZD8601 in die Haut untersucht. Dabei handelte es sich um Patienten mit einer Zuckerkrankheit. Da die Krankheit oft zu einer Beeinträchtigung der Durchblutung auch in der Haut führt, erhoffte man sich eine gute Beurteilbarkeit einer möglichen Wirkung der mRNA-Injektion.

Um die Sicherheit der mRNA-Therapie zu prüfen, wurden die Patienten insgesamt 6 Monate nach der Injektion beobachtet. Erfreulich war, dass alle Patienten die Injektionstherapie ohne schwere Nebenwirkungen gut vertragen haben, lediglich die üblichen Lokalreaktionen an der Einstichstelle der Therapie wurden berichtet.

Dass die mRNA-Therapie gut vertragen wurde, war natürlich zunächst die wichtigste Erkenntnis aus dieser Phase-1-Studie, die Wissenschaftler ließen es sich natürlich nicht nehmen, die Patienten auch noch auf eine Wirkung der mRNA hin zu untersuchen. Würde es tatsächlich dazu führen, dass der Wachstumsfaktor in der Haut vermehrt produziert wird und nicht nur das: Wie würde ich das auf die Durchblutung auswirken? Und die mit Spannung erwarteten Ergebnisse waren beinahe überwältigend gut, denn sie zeigten zwei wesentliche Punkte:

---

[24] https://www.ncbi.nlm.nih.gov/pmc/articles/PMC6269526/

- die Produktion des Wachstumsfaktors im Gewebe wurde etwa 24 Stunden deutlich gesteigert. In der entsprechenden Analyse stieg der Gehalt im Gewebe auf fast das doppelte an.

- Bis zu 14 Tage nach der Injektion zeigte sich eine deutlich gesteigerte Durchblutung der Haut an der Injektionsstelle der mRNA-Therapie.

Die Arbeit der Wissenschaftler der Firma AstraZeneca hatte sich also gelohnt und es standen nun weitere Schritte an, um auch das Ziel der mRNA-Therapie am Herzen zu erreichen.

Ein Problem war allerdings, dass es bisher nicht gelang, die mRNA über eine Infusion oder Injektion direkt in den Herzmuskel zu bringen, ohne dabei den Brustkorb der Patienten zu öffnen. Vielleicht gelingt es in einigen Jahren, die mRNA-Nanopartikel so herzustellen, dass man sie als Infusion geben kann sie sich selbst den Weg in das Herz suchen - aktuell ist aber noch nicht möglich.

So standen die Forscher vor der schwierigen Aufgabe, die mRNA überhaupt in den Herzmuskel der Patienten zu bekommen. Schließlich konnte man nicht einfach den Brustkorb eines Patienten öffnen, um ihm dann eine mRNA-Injektion direkt in den Herzmuskel zu geben. Eine Lösung für dieses Problem sind nun aber Patienten, die bereits eine schwere Störung der Herzmuskeldurchblutung haben und deshalb ohne eine Herzoperation nicht auskommen werden.

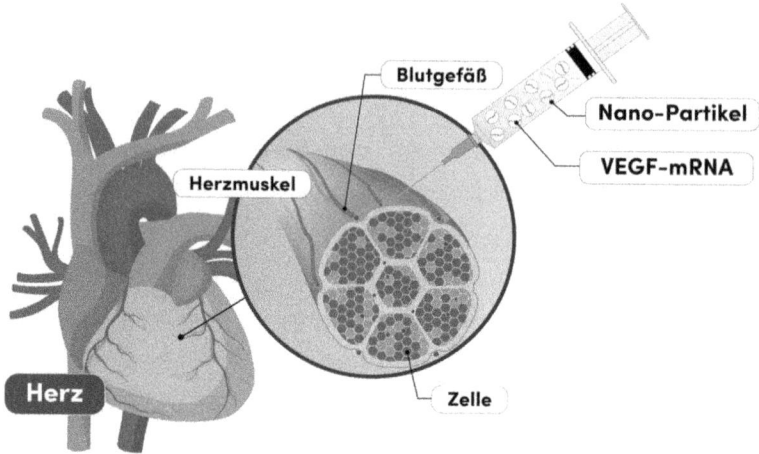

Abbildung 33: Im Rahmen der Herzoperation wird die mRNA-Therapie direkt in den Herzmuskelgespritzt.

Die Forscher können sich in diesem Falle sozusagen an die Herzchirurgen "anhängen" und während deren Arbeit am Herzen auch eine Injektion der mRNA verabreichen.

Als 2018 bereits klar wurde, dass die Ergebnisse der bisherigen Arbeit sehr hoffnungsvoll ausfallen würden, hatten die Forscher daher eine weitere Studie begonnen, um die mRNA-Therapie direkt während der Operation am Herzen einzusetzen. Die wesentliche Frage war: Würde auch am stark vorerkrankten Herzen die mRNA-Injektion zu einer Bildung von Blutgefäßen, einer Verbesserung der Durchblutung und idealerweise auch zu einer Verbesserung der Herzmuskelfunktion führen?

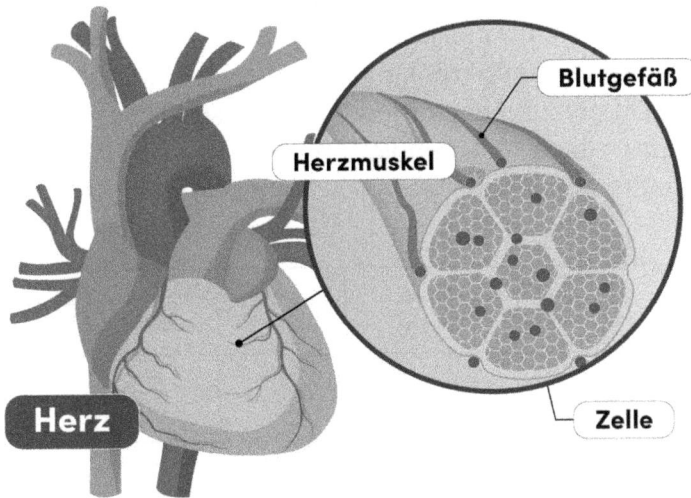

Abbildung 34: Die Untersuchung des Herzmuskels von Mäusen zeigte nach der mRNA-Therapie eine deutliche Verbesserung der Durchblutung und Funktion.

Ich würde Ihnen sehr gerne die Ergebnisse der Arbeit präsentieren, aber leider ist die Studie aktuell noch in Arbeit. Im Juli 2021 sollte der letzte der 11 Patienten eingeschlossen werden, die an dieser Studie teilnehmen werden. Die Patienten erhalten insgesamt 30 Injektionen des Präparates AZD8601 während der Herzoperation in den Herzmuskel gespritzt. Leider mahlen die Mühlen der medizinischen Forschung recht langsam - außer es steht eine Pandemie vor der Tür - daher ist vermutlich vor 2023/2024 nicht mit Ergebnissen zu rechnen.

Fazit

Die Ergebnisse der bisherigen Untersuchungen sowohl an Tieren als auch an Menschen sind ziemlich vielversprechend. Zwar besteht das Problem, die mRNA tatsächlich dorthin zu bringen, wo sie wirken soll - aber wenn das gelöst werden kann, ergibt sich möglicherweise eine weitere wirkungsvolle Therapieoption für Patienten mit einer Durchblutungsstörung am Herzen. Weiterhin sollte man im Hinterkopf behalten, dass es außer dieser Herzerkrankung weitere Erkrankungen gibt, die auf einer Durchblutungsstörung beruhen. Möglicherweise kann auch da eine Therapie mit einer VEGF-mRNA erfolgversprechend sein.

Produkt / Hersteller	Labor/Tier-Studien	Phase 1 Studie	Phase 2 Studie	Phase 3 Studie	Zulassung
AZD8601 AstraZeneca					

mRNA-Therapie bei Mukoviszidose

Die Erkrankung

Die Mukoviszidose ist eine Erkrankung, die sich hauptsächlich in den Lungen der Patienten abspielt, aber auch in einigen anderen Organen, die Sekrete produzieren. Sie ist angeboren und schränkt die Patienten zeitlebens schwer ein, da sie immer wieder schwere Infektionen der Lunge durchmachen und insbesondere die Lunge durch immer wiederkehrende Infekte nach und nach zerstört wird. Es handelt sich um eine Erbkrankheit mit einem Defekt in der DNA und leider ist die Lebenserwartung der Patienten heute etwa bei 50 Jahren im Durchschnitt. Die Mukoviszidose ist auch unter dem Namen Cystische Fibrose (CF) bekannt. Die Ursache der Erkrankung liegt in den Zellen in den Atemwegen der Patienten. Beim Gesunden sieht die Oberfläche der Atemwege so aus:

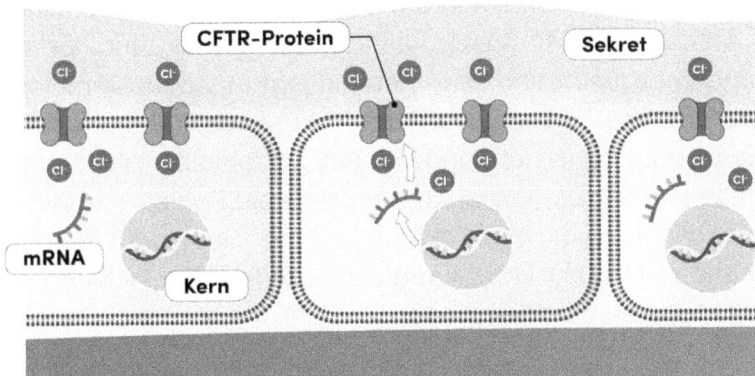

Abbildung 35: Schematische Darstellung der Bronchialschleimhaut. Zellen produzieren dünnflüssiges Sekret mithilfe des CFTR-Proteins. Das CFTR-Protein stellen die Zellen anhand einer mRNA selbst her.

Sie erkennen eine Zellschicht, die unsere Atemwege auskleidet und unter anderem dafür verantwortlich ist, dass eine Schleimschicht die Atemwege bedeckt. Diese ist sehr wichtig für eine normale Funktion der Lunge, denn sie bindet Schmutz und Erreger, die über die Atemluft in die Lunge geraten und fördert diese dann wieder nach draußen, indem der Schleim nach oben befördert und abgehustet wird. Dafür besitzen die Zellen spezielle Proteine, um die Beschaffenheit des Sekretes zu steuern. Sie erkennen das im Bild als CFTR-Protein in der Zellwand, das zwischen Inneren der Zelle und dem Schleim auf der Außenseite einen Austausch ermöglicht. Um es genauer zu sagen, reguliert das Protein den Transport von Chlorid in den Schleim, was diesen flüssig hält.

Diese Proteine stellt die Zelle in den Atemwegen selbst her und baut diese in ihre Zellwand ein. Sie kennen den Weg bereits, die Produktion läuft über einen Bauplan in Form einer mRNA, die aus der DNA abgeschrieben wird.

Solange das alles ordnungsgemäß ablaufen kann, ist auch eine normale Funktion der Lunge möglich, der Schleim in den Atemwegen ist flüssig genug, um Dreck und Erreger aufzunehmen und mit diesen gemeinsam aus den Atemwegen heraus transportiert zu werden. Im Fall der Mukoviszidose können die Zellen in der Lunge dieses Protein aber nicht korrekt herstellen. In der DNA ist an dieser Stelle ein Fehler um Bauplan für dieses Protein. Als Folge kann die Beschaffenheit des Schleims nicht mehr korrekt reguliert werden. Der Schleim wird zu zäh, verklebt die Atemwege.

Da man die Funktion dieses Proteins erst so richtig untersucht hat, als man auf der Suche nach der Ursache der Mukoviszidose war, trägt dieses Protein übrigens den passenden Namen CFTR (Cystic Fibrosis transmembane conductance regulator)

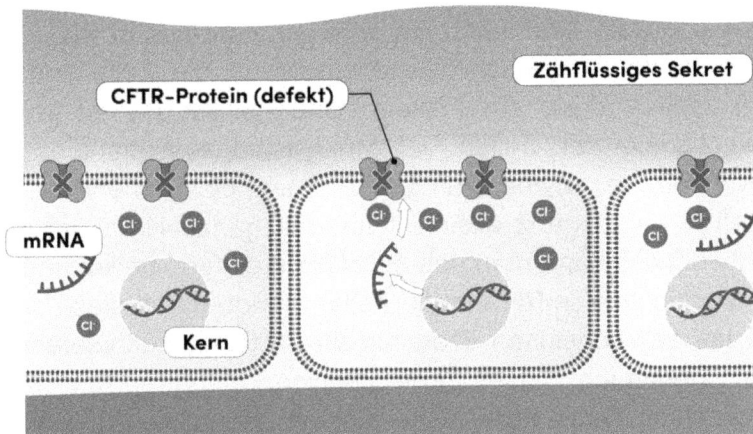

Abbildung 36: Durch die Fehlerhafte DNA kann das CFTR-Protein nicht mehr
funktionstüchtig hergestellt werden. In der Folge ist das Sekret dickflüssig, zäh
und träge.

Als Folge sammeln sich Dreck und Erreger in den
Atemwegen und führen zu Verstopfungen und Infektionen. Die
Mukoviszidose zählt daher als genetische Erkrankung, denn
durch einen Fehler in den Genen (also der DNA) der Patienten
entsteht die Symptomatik.

Neben der Lunge sind bei den Patienten aber auch andere
Organe und Funktionen betroffen, bei denen Flüssigkeiten oder
Schleim gebildet werden muss. So kommt es im Darm zu
Symptomen wie Verdauungsstörungen oder Verstopfung, die
meisten männlichen Patienten sind unfruchtbar, da
Samenflüssigkeit nicht korrekt produziert wird. Außerdem
können schwere Leberschäden und vieles mehr auftreten und
die Patienten sind stark durch ihre Erkrankung beeinträchtigt.

Die Therapie

Aktuell gibt es einige fortgeschrittene Forschung zu einer
möglichen mRNA-Therapie der Mukoviszidose. Und das liegt

auch nahe, wenn man sich nochmal die Wirkungsweise der mRNA-Therapie klarmacht: Es wird eine mRNA in die Zelle eingeschleust und anschließend produziert die Zelle anhand dieser mRNA dann ein Protein. Und genau das ist ja die Schwachstelle der Zellen bei Mukoviszidose-Patienten: Sie können ein ganz bestimmtes Protein nicht mehr selbst herstellen - das ganz allein ist für das ganze Krankheitsbild verantwortlich! Kann man das denn nicht einfach heilen, indem man die "richtige" mRNA in die Zellen bringt, damit diese dann statt des funktionslosen Proteins ein perfekt funktionierendes Protein herstellen, dieses in die Zellwand einbauen und damit dann auch die Schleimproduktion wieder normalisieren? Könnte es wirklich so einfach sein??? Diese Frage stellten sich natürlich auch die Wissenschaftler und machten sich bereits vor einigen Jahren an die Arbeit.

Wie kommt die mRNA in die Lunge?

Die beiden Unternehmen TranslateBio und Arcturus Therapeutics haben sich in der Forschung zur mRNA-Therapie bei Mukoviszidose besonders hervorgehoben und als ersten Schritt einen Weg gesucht, wie man eine solche mRNA am besten in die betroffenen Zellen der Lunge bringen kann[25]. Schließlich wäre es nicht hilfreich, wenn man die mRNA wie bei einer Impfung einfach in den Oberarm spritzen würde und die dortigen Hautzellen, Muskelzellen oder Immunzellen dann anfangen würden, das Protein herzustellen, das eigentlich in den Zellen in der Lunge benötigt wird. Ein vielversprechender Ansatz war auf den ersten Blick dann eine mögliche Inhalation der mRNA. Schließlich könnte die mRNA so direkt an den Ort

---

[25] Nähere Infos, wie die mRNA an verschiedene Zielorgane im Körper gelangen kann, lesen Sie im Kapitel „Wie gelangt die mRNA in den Körper?"

der Wirkung gelangen. Die ersten Forschungsarbeiten dazu begannen bereits in den 2010er Jahren und führten zu einigen Publikationen. So konnte Arcturus Therapeutics 2018 durch Untersuchungen an Ratten zeigen, dass man eine in spezielle Nanopartikel verpackte mRNA durch Inhalation in die Zellen der Lunge bringen kann. Es dauerte dann noch zwei Jahre, bis man auch noch stolz Daten präsentieren konnte, die auch eine verstärkte CFTR-Produktion in den Lungenzellen der Tiere zeigte.

Aber die Konkurrenz schlief auch nicht gerade: TranslateBio hatte in der gleichen Zeit ebenfalls einen Weg entwickelt, eine mRNA als Inhalation in die Lunge zu bringen und konnte ebenfalls eine starke Erhöhung des betroffenen CFTR-Proteins in den Zellen der Lunge von Tieren zeigen[26]. Die ersten Schritte waren also gemacht und machten Hoffnung auf eine echte Lösung für die Mukoviszidose-Patienten.

Funktioniert die mRNA in der Lunge?

Im Wettrennen auf dem Weg zu dieser neuen Therapie gelang es TranslateBio als ersten, eine Studie an Mukoviszidose-Patienten zu starten und ab 2018 Patienten dafür zu sammeln. Das entsprechende mRNA-Medikament war inzwischen auch unter dem Namen MRT5005 bekannt. Bereits 2019 wurden erste Daten aus einer Untersuchung von 12 Patienten bekannt gegeben, die weiter Grund zur Hoffnung gaben. Bei fast der Hälfte der Patienten, die MRT5005 erhalten

---

[26] https://investors.translate.bio/news-releases/news-release-details/translate-bio-present-preclinical-data-supporting-mrt5005-32nd

hatten, zeigt sich bereits nach einer Dosis einer Verbesserung der Lungenfunktion[27]!

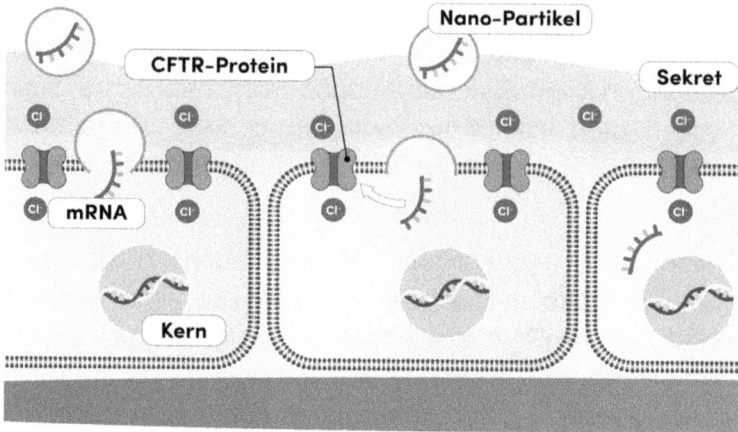

Abbildung 37: Die inhalierte mRNA gelangt in die Bronchialzellen und bewirkt dort die Produktion des funktionstüchtigen CFTR-Proteins. Das abgegebene Sekret wird dünnflüssig.

Das waren großartige Neuigkeiten - weltweit wurden weitere Ergebnisse mit Spannung erwartet. Würde es tatsächlich so einfach sein, die Ursache der Mukoviszidose zu behandeln und die Symptome der Patienten schnell zu mindern? Um die Entwicklung zu fördern, erhielt die Firma TranslateBio für ihr Produkt MRT5005 von der amerikanischen Zulassungsbehörde FDA Anfang 2020 eine besonderen "Fast Track Status", der vergeben wird, um mögliche Therapie für lebensbedrohliche Erkrankungen zu fördern und Beschleunigen. Das ähnelt dem beschleunigten Verfahren bei der Zulassung der Covid-19-Impfstoffe, das ebenfalls 2020 zum Einsatz kam: Die Zulassungsbehörden ermöglichen es den

---

[27]   https://investors.translate.bio/news-releases/news-release-details/translate-bio-presents-mrt5005-data-33rd-annual-north-american

Entwicklern so, priorisiert Ergebnisse einzureichen, Anträge zu stellen und sichern eine möglichst schnelle Bearbeitung der notwendigen Unterlagen zu. So vergeht möglichst wenig Zeit mit Warterei und sich in Postfächern stapelnden Papierhaufen.

Während Arcturus Therapeutics leider bisher keine Studien an Patienten anstoßen konnte, gibt es inzwischen weitere Zwischenergebnisse aus den Arbeiten von TranslateBio. Diese wurden im März 2021 vorgestellt und die Forscher konnten nun über Daten von immerhin 16 Patienten berichten, die verschiedenen Dosierungen der mRNA für das CFTR-Protein erhalten hatten. Erfreulicherweise zeigte sich eine gute Verträglichkeit und bei allen Patienten. Schwere Nebenwirkungen wurden nicht berichtet. Leider konnte aber auch kein Effekt auf die Lungenfunktion festgestellt werden, den es bei der ersten Zwischenanalyse noch gegeben hatte. TranslateBio wird die Studie aber weiter fortsetzen, weitere Patienten einschließen und die Dosierung der mRNA weiter verändern. In der Hoffnung, dass eine längere Therapie möglicherweise dann eine spürbare Verbesserung der Lungenfunktion bringt, wurde aber immerhin festgestellt, dass die Therapie grundsätzlich sicher und gut verträglich ist.

Merke: Das Körperzellen können durch eine mRNA-Therapie dazu gebracht werden, ein gewünschtes Protein zu produzieren.

Fazit

Die gute Nachricht zur mRNA-Therapie der Mukoviszidose ist sicherlich, dass die Therapie grundsätzlich gut verträglich ist und die Gabe der mRNA als Inhalation sehr gut funktioniert. Und so wie es scheint, bewirkt die mRNA auch genau das was sie soll: das eigentlich fehlerhafte Protein in der Zellwand der Lungenzellen wird um funktionierende Versionen ergänzt. Dass das Ganze dann am Ende auch wirklich zu einer Verbesserung der Lungenfunktion führt, hat sich zwar wenigstens angedeutet, bisher aber nicht eindeutig bestätigt. Aber die Arbeiten an dieser Therapie werden weiter mit Hochdruck fortgesetzt und so können wir hoffen, dass bald weitere, positive Neuigkeiten dazukommen. Neben TranslateBio wird Arcturus Therapeutics in 2021 ebenfalls eine Studie mit Patienten starten und weitere Erkenntnisse liefern. Neben den bereits genannten wird auch die amerikanische Firma Vertex die Forschung an einer mRNA-Therapie intensivieren - eine schlagkräftige Partnerschaft mit der bekannten Firma Moderna wurde dazu 2020 geschlossen. Es bleibt abzuwarten, welche Ergebnisse wir in den nächsten Monaten und Jahren noch zu sehen bekommen.

Nur am Rande sei übrigens erwähnt, dass es aktuell noch weitere Entwicklungen zu anderen Lungenerkrankungen gibt. Diese sind jedoch allesamt noch in sehr frühen Anfangsstadien - es gibt keinerlei Studien an Patienten und auch noch nichts, über das man an dieser Stelle etwas schreiben könnte. Insgesamt setzt die Forschergemeinde aber große Hoffnung auf die mRNA-Gabe über eine Inhalation. Die mRNA kann damit gerade bei Erkrankungen der Lunge genau an den Ort des Problems gebracht werden und dort ihre Wirkung entfalten. Und das kann ja nicht nur wie oben beschrieben für Proteindefekte in der Lunge genutzt werden, sondern vielleicht auch für Infektionen oder andere Erkrankungen der Lunge. Das müssen die nächsten Jahre zeigen.

Produkt / Hersteller	Labor/Tier -Studien	Phase 1 Studie	Phase 2 Studie	Phase 3 Studie	Zulassung
MRT5005 TranslateBio					
LUNAR-CF Arcturus					

mRNA-Therapie von Lebererkrankungen

Wir haben inzwischen gesehen, dass Erkrankungen, die auf einem einzelnen fehlenden oder defekten Protein beruhen, ein interessantes Ziel sind für die Forscher auf dem Weg zu neuen mRNA-Medikamenten. Denn einzelne Proteine können - zumindest in der Theorie - durch eine mRNA-Therapie ersetzt werden in der Hoffnung, dass die betroffenen Zellen dann eine normale Funktion zurückgewinnen.

Die Leber spielt im Körper eine besondere Rolle als Organ, das sehr aktiv am Stoffwechsel teilnimmt. Permanent nimmt die Leber Nährstoffe auf und verarbeitet diese. Das geschieht unter Anwendung unzähliger Proteine in den verschiedenen Verarbeitungsprozessen und am Ende vieler der Produktionsprozesse stehen wieder andere Proteine, die hergestellt und direkt verwendet oder an die Umgebung abgeben werden, wo sie im Blut oder in anderen Organen wichtige Funktionen übernehmen. Und da Sie inzwischen wissen, dass überall dort wo Proteine hergestellt werden, auch mRNA zu Einsatz kommt, können Sie sich denken, dass die Leber daher eine vielfältige Spielwiese für die mRNA-Forschung bietet.

OTC-Defekt/Mangel

Bei der Krankheit mit dem komplizierten Namen Ornithin-Transcarbamylase-Mangel (OTC) fehlt in wichtigen Stoffwechselprozessen in der Leber ein Protein namens OTC. Ganz vereinfacht wird das OTC-Protein für den Abbau von schädlichem Ammoniak benötigt, der bei der Verarbeitung unserer Nahrung entsteht. Insbesondere bei Verwertung von eiweißreicher Kost wie Fleisch entsteht viel Ammonium, das in der Leber zu Harnstoff verarbeitet und dann ausgeschieden wird.

90

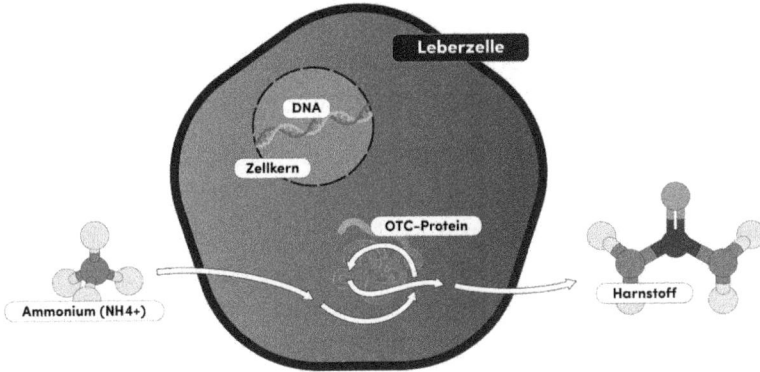

Abbildung 38: Beim Gesunden wird Ammonium in der Leber mit Hilfe des Proteins OTC zu Harnstoff verstoffwechselt und ausgeschieden.

Eine Störung des OTC-Proteins führt daher zu einem Stau der schädlichen Substanzen, denn das Ammonium kann nicht mehr verarbeitet werden.

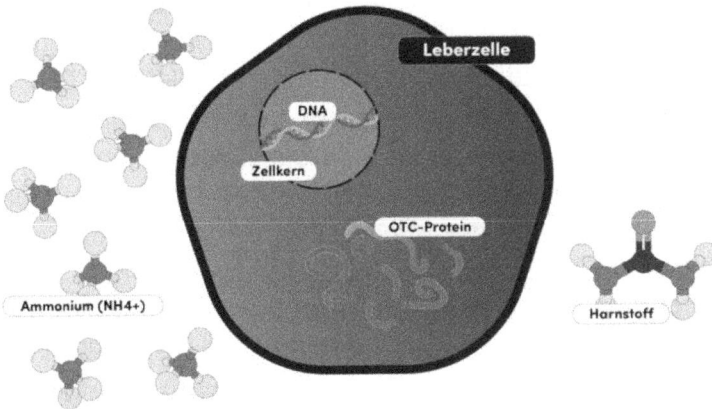

Abbildung 39: Wenn das OTC-Protein defekt ist, stockt der Stoffwechsel und Ammonium staut sich an mit schweren gesundheitlichen Folgen.

Ursächlich für den Defekt der OTC-Proteins ist ein Fehler in der DNA genau an der Stelle, die den Bauplan für dieses

Protein enthält. Dadurch kann für die Produktion des Proteins OTC keine funktionierenden mRNA erstellt werden. Die Leberzellen können daher keine voll funktionsfähige Version der OTC-Proteins herstellen und das Ammonium verarbeiten.

Der Stoffwechsel kommt ins Stocken, es entstehen je nach Ausmaß der Störung des Proteins Symptome von einer Abneigung gegen bestimmte Nahrungsmittel, die nicht gut verarbeitet werden können, bis hin zu Entwicklungsstörungen, Muskelschwäche oder sogar Koma und Tod. Ich möchte an dieser Stelle die Erkrankung und die Ursache nur sehr verkürzt ansprechen, um etwas Platz zu sparen und gleich zum aktuellen Stand der Forschung kommen.

Ziemlich früh, nämlich schon 2018 hatte sich hier eine Firma aus Seattle mit dem Namen PhaseRx hervorgetan, die von einigen Wissenschaftlern kurz zuvor gegründet worden war. PhaseRx publizierte 2018 bereits ausführliche Studiendaten aus einer Tierversuchsstudie[28]. Für die Untersuchung wurden Tiere eigens mit der Proteinfehlfunktion der OTC gezüchtet und dann mit mRNA behandelt. Die Erkenntnisse waren gar nicht so schlecht: Mäuse hatten die mRNA für das defekte OTC-Protein als Spritze in eine Vene erhalten und es konnte als Folge eine sehr gute Produktion von OTC in den Leberzellen der Mäuse beobachtet werden. Außerdem prüften die Forscher die Stoffwechselfunktion der Mäuse. Diese verbesserte sich nach Gabe der mRNA tatsächlich - die Therapie konnte also den gewünschten Effekt erzielen und durch einen Ersatz des defekten OTC-Proteins auch den Stoffwechsel normalisieren. Heureka! Auf zur nächsten Studie - diesmal an Patienten, die sich über eine wirkungsvolle mRNA-Therapie freuen würden!

Aufgrund der guten Ergebnisse erhielt auch PhaseRX für ihre mRNA-Therapie einen besonderen Status bei der

---

[28] https://pubmed.ncbi.nlm.nih.gov/29433939/

amerikanischen Zulassungsbehörde. Dies sollte den weiteren Fortgang der Arbeiten beschleunigen und fördern...leider geschah etwas ungeplantes: Die Firma PhaseRx ging pleite! Die Gründe dafür lassen sich leider nicht mehr recherchieren. Damit ging es jedenfalls dort erstmal nicht weiter, aber glücklicherweise gab es andere, die mit eigenen Forschungen das ganze fortsetzten

Die Firma Arcturus Therapeutics ist hier einer der Player, die am weitesten gekommen sind und hat im Jahr 2020 eine Studie an gesunden Personen durchgeführt. Diese erhielten die mRNA für das Protein OTC in verschiedenen Dosierungen - das Präparat hat den kryptischen Namen ARCT-810. In dieser Studie ging es zunächst noch nicht um eine Wirkung der mRNA-Therapie, sondern lediglich um die Sicherheit und Verträglichkeit, entsprechend einer Phase-1-Studie. Erste Ergebnisse wurden im Oktober 2020 publiziert und waren erfreulich: Alle Personen hatte die Therapie gut vertragen und es wurden keine schweren Nebenwirkungen beobachtet. Der Weg ist nun frei für weitere Studien, um tatsächlich auch die Wirkung der mRNA-Therapie zu untersuchen. Eine Phase-2-Studie ist für das 2. Quartal 2021 angekündigt und alle bisherigen Ergebnisse aus den Arbeiten von PhaseRx und Arcturus machen Hoffnung, dass es dann vielleicht sogar schon erste therapeutische Erfolge zu verkünden gibt!

Nur am Rande seit erwähnt, dass CureVac aus Deutschland ursprünglich mal mit Arcturus in der Entwicklung dieser Therapie kooperierte. Diese Kooperation wurde jedoch 2019 beendet, CureVac zog sich aus der Entwicklung zurück. Nicht nur an der Pleite von PhaseRX sieht man, dass es bei der mRNA-Entwicklung nicht nur immer nur nach vorne geht. Ich persönlich vermute, dass die weltweite Anzahl von Patienten von etwa 10.000 einfach nicht genug ist, um die Therapie als lohnendes Ziel erscheinen zu lassen. Zumal alle paar Monate ein neuer, vielversprechender Forschungsansatz für eine neue mRNA-Anwendung um die Ecke kommt. Und da die Firmen natürlich in ihren Ressourcen begrenzt sind, müssen sie sich im Zweifel auf einzelne Projekte fokussieren, um diese zum Erfolg zu führen.

Ein anderer sehr spannender Ansatz wird von der Firma Acuitas verfolgt, die wir schon von der mRNA-Malaria-Impfung kennen. Einerseits wussten die Forscher bereits, dass es inzwischen relativ einfach ist, mRNA-Präparate in die Leber einzuschleusen und dort die Produktion gewünschter Proteine anzukurbeln. Andererseits gibt es sehr potente Wachstumsproteine, die andere Zellen zur Regeneration anregen können. insbesondere für die Leber gibt es ein spezielles Wachstumsprotein, das passend auch "Leberzellwachstumsfaktor" (HGF) genannt wird[29]. Was würde passieren, wenn man beides kombiniert, also durch eine mRNA-Therapie die Produktion von HGF in der Leber anstoßen würde[30]? Was würden Leberzellen machen, wenn plötzlich überall Wachstumsreize entstehen?

Um dem auf den Grund zu gehen, führten die Forscher eine Studie an speziellen Mäusen durch, denen ungerechterweise zuvor zwei Arten von Leberschäden zugefügt wurden:

- Eine Leberverfettung durch eine spezielle Diät

- Ein Leberschaden durch eine Überdosierung von Paracetamol

Die mRNA wurde den Tieren anschließend ein- bis zweimal über eine Vene zugeführt. Zu diesem Zeitpunkt wusste man bereits, dass die Gabe von bestimmten Nanopartikeln als Infusion in eine Vene verlässlich dazu führt, dass diese fast

---

[29] aus dem englischen: Hepatocyte Growth Factor (HGF)
[30] Um der Korrektheit willen sei angemerkt, dass der Leberwachstumsfaktor hier noch mit einem weiteren Wachstumsfaktor (EGF) kombiniert wurde, um die Wirkung zu verbessern.

ausschließlich von der Leber aufgenommen werden[31]. Das ermöglichte eine zielgenaue Gabe der mRNA-Therapie.

Um es kurz zu machen: Die Ergebnisse der Studie waren sehr gut! Innerhalb von 2 Tagen nach Beginn der Therapie zeigte sich eine deutliche Erholung der zuvor geschädigten Leberzellen und die Leberfunktion erholte sich massiv. Die Ergebnisse waren zwar etwas besser für die Tiere mit der Leberverfettung (übrigens ein Merkmal, das viele von uns auch mit der Zeit mit sich herumschleppen), aber auch in der Gruppe der Tiere mit dem schweren Leberschaden war eine deutliche Verbesserung zu erkennen. Entsprechend dieser sehr guten Ergebnisse wurde die Studie auch in der hoch angesehen Zeitschrift *Nature* publiziert[32].

Fazit

Wie wir gesehen haben, gibt es gute Beispiele für eine wirkungsvolle mRNA-Therapie bei Schäden oder Erkrankungen, die sich in der Leber abspielen. Nanopartikel lassen sich gezielt über eine Vene in die Leber bringen. Die Kombination aus einer immer einfacheren Herstellung der mRNA und einem einfachen Zugangsweg zur Leber über eine Infusion lassen die Zukunft dieses Teil der mRNA-Therapie sehr rosig erscheinen. Zumal gerade die Leber eine entscheidende Rolle im Stoffwechsel spielt und ein wichtiger Angriffspunkt bei der Behandlung viele Erkrankungen sein kann.

---

[31] https://doi.org/10.1038/mt.2010.85
[32] https://www.nature.com/articles/s41467-021-20903-3

Produkt / Hersteller	Labor/Tier -Studien	Phase 1 Studie	Phase 2 Studie	Phase 3 Studie	Zulassung
Arcuturus OTC	▓▓▓	▓▓▓			
Acuitas Regenration	▓▓▓				

Aktueller Stand der mRNA-Therapie bei Lebererkrankungen.

mRNA-Therapie bei Bluterkrankungen

Wie wir bereits gesehen haben, können Leberstörungen bzw. Störungen der Proteinproduktion bisher im Tierversuch sehr gut mit einer mRNA-Therapie behandelt werden. Das schlägt einen Bogen zu einigen Erkrankungen der Blutgerinnung. Denn die Leber ist zumindest für einen Teil der Blutgerinnung verantwortlich, da sie die dafür nötigen Protein herstellt und in das Blut abgibt. Dort zirkulieren sie im Körper und lassen Blut verklumpen, wenn es zu einer Verletzung und Blutung kommt. Zwei Beispiele möchte ich kurz beschreiben.

Hämophilie B

Eine Form der "Bluterkrankheit" ist die Hämophilie B, bei der ein bestimmtes Protein im Blut fehlt. Es wird in der Leber hergestellt und wird für einen Teil der Blutgerinnung benötigt. Im Rahmen einer Erbkrankheit kommt es zu einem Mangel an dem Protein, weil es nicht hergestellt werden kann. Der Bauplan dieses Proteins in der DNA ist defekt und daher kann auch keine funktionierende mRNA erstellt werden. Es erscheint - nach allem was wir bisher über die mRNA und die Leber wissen - ein leichtes zu sein, dieses Problem zu beheben.

Um das anzugehen führten Forscher bereits vor einigen Jahren Studien an Tieren durch. Den Tieren wurde die entsprechende mRNA als Infusion gegeben und untersucht, ob das fehlende Protein anschließend im Blut nachweisbar sein würde. Führend dabei übrigens mal wieder die Firma Arcturus sowie eine Firma aus Irland mit dem Namen Shire Pharmaceuticals, die inzwischen aber aufgekauft wurde. Beide Forschungsgruppen konnten in ihren Studien tatsächlich beobachten, dass nach einer mRNA-Gabe über die Vene tatsächlich das Gerinnungsprotein im Blut vermehrt gemessen wurde und auch funktionierte: Die Blutungsneigung konnte für einige Tage in deutlichem Maß gelindert werden[33],[34]. Dabei war der Effekt etwa so stark wie bei der herkömmlichen Therapie der Erkrankung, bei der man das fehlende Protein im Labor herstellt (was extrem teuer ist) und direkt als Infusion gibt. Die mRNA-Therapie bietet also zumindest im Tierversuch einen günstigeren und genauso wirkungsvollen Therapieansatz, wie die bisherige Behandlung mit teuren Proteinen aus dem Labor.

Dieses ist nur ein Beispiel für eine mRNA-Therapie bei Erkrankungen des Blutes. Weitere werden sicherlich folgen. Nebenbei sei erwähnt, dass ein einer der beiden gerade angeführten Studien nicht nur eine mRNA für das Protein der Blutgerinnung verabreicht wurde, sondern auch eine mRNA für das Protein, das wir gut kennen aus dem Doping der Profi-Radsportler: EPO (Erythropoetin). EPO kurbelt die Bildung von roten Blutkörperchen an, die für den Sauerstofftransport zuständig sind. Auch hier fanden die Forscher das gleiche Ergebnis wie für das Gerinnungsprotein: EPO wurde zuverlässig in der Leber produziert und wirkte so wie das körpereigene EPO: Es kurbelte die Blutbildung an!

Produkt / Hersteller	Labor/Tier -Studien	Phase 1 Studie	Phase 2 Studie	Phase 3 Studie	Zulassung
Arcturus Hämophilie B					

---

[33] https://pubmed.ncbi.nlm.nih.gov/28202722/
[34] https://www.ncbi.nlm.nih.gov/pmc/articles/PMC5347596/

mRNA-Therapie für das Gehirn

Auch im Gehirn gibt es verschiedene Erkrankungen, bei denen es bisher nur wenige therapeutische Möglichkeiten gibt, die aber auch Ansätze für eine mRNA-Therapie bieten. Eine davon ist die Alzheimer-Demenz. Bei dieser Erkrankung kommt es zu einer Ablagerung von Eiweißmolekülen im Gehirn, diese werden Beta-Amyloid genannt. Es handelt sich mehr oder weniger um Müll, der weggeräumt werden muss.

Auch beim Gesunden lagern sich diese Produkte ab, werden jedoch aufgelöst abtransportiert. Gelingt das nicht mehr, behindern die Ablagerungen zunehmen die Funktion der Nervenzellen und es kommt zu den bekannten Symptomen einer Demenz mit Vergesslichkeit und zunehmender Einschränkung im Leben bis hin zu Tod.

Man weiß bereits eine ganze Weile, dass für den Abbauprozess der Beta-Amyloide ein Protein namens Neprilysin benötigt wird. Neprilysin kommt praktisch überall im Körper auf der Außenseite von Zellen vor und ist für das "Aufräumen" zuständig: Neprilysin kann eine Vielzahl von Proteinen spalten, damit zerstören aber auch dafür sorgen, dass nicht mehr benötigte Proteine abgebaut und abtransportiert werden können. So auch das erwähnte Beta-Amyloid.

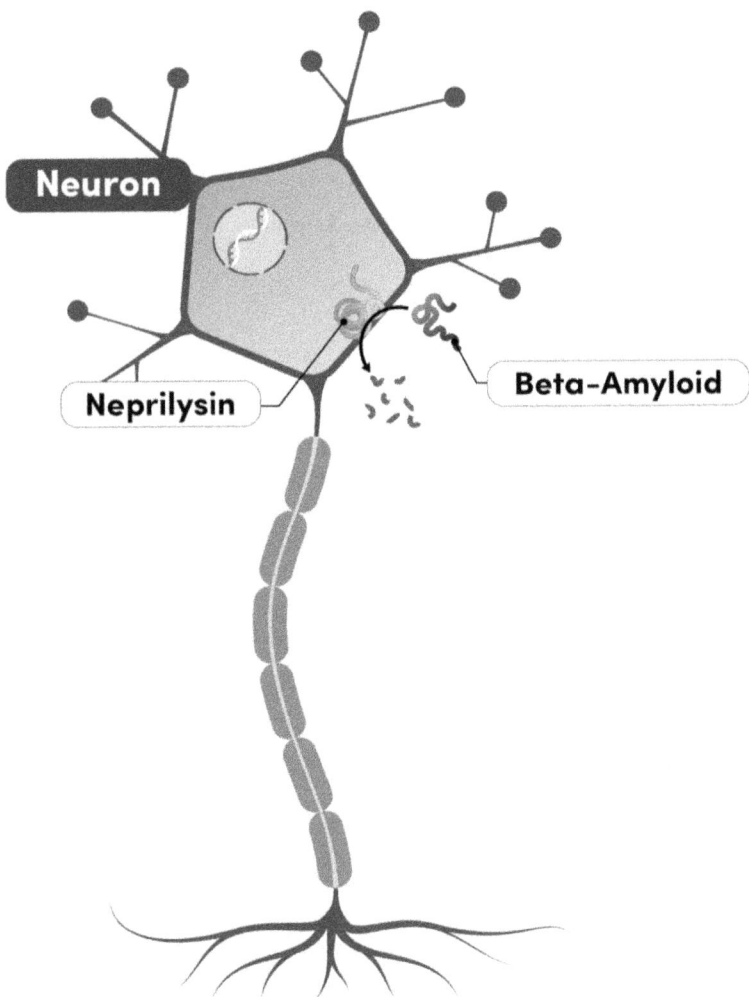

Abbildung 40: Eine Nervenzelle mit dem Protein Neprilysin, das Beta-Amyloid spaltet.

Funktioniert dieser Prozess nicht mehr richtig, wird das anfallende Beta-Amyloid nicht mehr gespalten, kann nicht entfernt werden und lagert sich ab mit den beschriebenen

Folgen für die Zellen, die damit sozusagen von den Abfallproteinen eingemauert und verklebt werden.

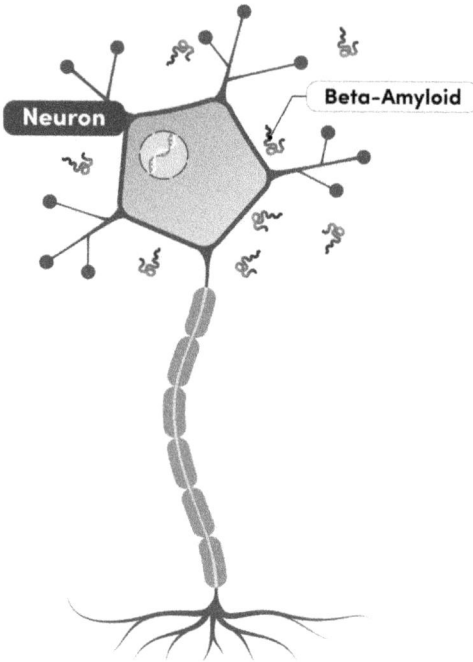

Abbildung 41: Wenn die Nervenzelle über kein ausreichendes Neprilysin verfügt, staut sich Beta-Amyloid an und führt auf Dauer zu Störungen der Zellfunktion.

Da man diese Erkenntnisse in vielen Studien bestätigen konnte, sind Forscher bereits seit Jahren auf der Suche nach einem Weg, die Aktivität des Neprilysins im Gehirn zu steigern. Verschiedenste Wege über eigens gezüchtete Zellen, speziell verpackte Proteine oder einem Virus mit Genen für Neprilysin und etliche andere Versuche wurden bisher unternommen, ohne zu zählbaren Erfolgen zu führen. Aktuell gibt es daher keine wirklich wirksame Therapie einer Alzheimer-Demenz. Ob sich das mit einer mRNA-Therapie ändern lassen würde? Natürlich entstanden dazu bereits vor einigen Jahren die ersten Ideen, denn was lag näher als mit einer mRNA-Therapie einfach eine Neprilysin-Produktion in den Zellen des Gehirns anzuregen?

In den Kapiteln über andere mRNA-Therapien haben wir ja bereits gesehen, dass man mehr oder weniger jedes Protein in den Zellen herstellen kann, wenn die passende mRNA mit Nanopartikeln eingeschleust wird. Aber würde das auch für die Nervenzellen und das Neprilysin gelten? Könnte so eine Ablagerung des Beta-Amyloids verhindert werden oder besser noch: Könnten bestehende Ablagerungen wieder aufgelöst werden?

Erste Forschungsarbeiten wurden dazu bereits 2016 veröffentlicht. Eine Gruppe aus Japan hatte dazu zunächst Nervenzellen im Reagenzglas mit Neprilysin-mRNA behandelt und nach ermutigenden Ergebnissen diese dann auch direkt als Infusion in das Gehirn von Versuchstieren injiziert. Die vorherigen Ergebnisse bestätigten sich: Die Zellen des Gehirns begannen nach der mRNA-Gabe die Produktion von Neprilysin zu steigern. Aber nicht nur das: Die Forscher konnten auch messen, dass vorhandenes Beta-Amyloid in den Gehirnen der Versuchstiere verstärkt abgebaut wurde[35].

---

[35] https://pubmed.ncbi.nlm.nih.gov/27282413/

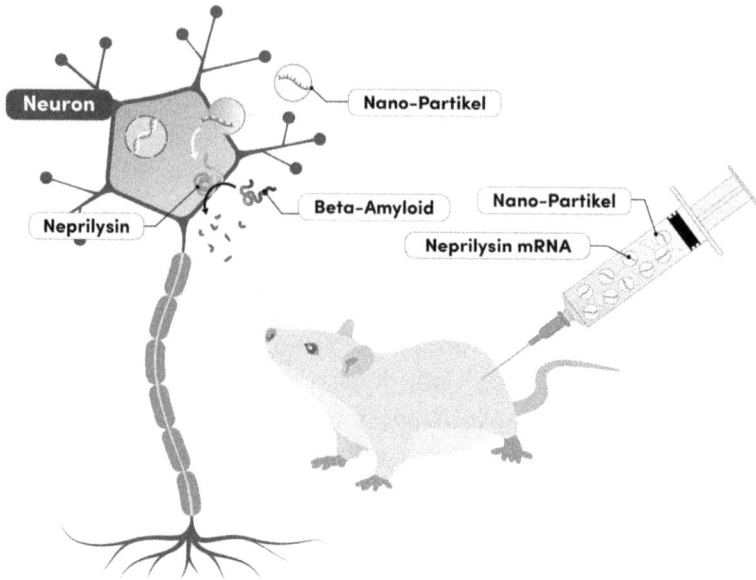

Abbildung 42: Die Gabe der Neprilysin-mRNA als Infusion direkt in das Gehirn führt zu einer vermehrten Bildung von Neprilysin im Gehirn und zu einem Abbau des Beta-Amyloids.

Ich bin mir sicher, dass in der Forschungsgruppe nach diesen Erkenntnissen die Korken knallten! Könnte das nicht ein Weg sein, die Alzheimer-Demenz wirkungsvoll zu behandeln? Moment...da war noch was: Die Forscher hatten die Versuchstiere nicht gerade zimperlich behandelt und ihnen die mRNA-Infusion direkt in das Gehirn gegeben. Das wäre beim Menschen kaum möglich!

Vielleicht ist das auch der Grund, warum es seit den Ergebnissen von 2016 keine weiteren Publikationen mehr zu diesem Thema gegeben hat. Aktuell werden auch keine Studien an Patienten geplant, die diese Therapie weiter untersuchen. es bleibt abzuwarten, ob es in den nächsten Jahren gelingt, dieses Problem zu lösen.

Eine weitere Strategie bei der Behandlung von Erkrankungen des Gehirns ist ein Protein namens "brain-derived neurotrophic factor", abgekürzt BDNF. Es handelt sich dabei um einen universellen Wachstumsfaktor, der Nervenzellen zu Wachstum anregen kann und im Alter und bei vielen Erkrankungen vermindert ist. Der BDNF ist bereits seit vielen Jahren im Blick der Forscher.

Unglücklicherweise handelt es sich aber um ein sehr großes Protein mit weiteren speziellen Eigenschaften, die es unmöglich machen, das Protein beispielsweise einfach als Tablette oder Infusion zu geben. Es würde so den Weg in das Gehirn nicht finden, da der Körper das Gehirn mit einer schützenden Barriere umgeben hat - die sog. Blut-Hirn-Schranke, auf die ich aber hier nicht weiter eingehen möchte. Da aber durch eine mRNA-Therapie zumindest in der Theorie die Nanopartikel sehr wohl über die Blut-Hirn-Schranke in das Gehirn wandern können und so eine BDNF-Produktion direkt im Gehirn angekurbelt werden könnte, ruhen viele Hoffnungen auf einer BDNF-mRNA-Therapie und die ersten Projekte dazu laufen bereits.

Erst 2021 gab es dazu dann auch die ersten Ergebnisse aus einer spannenden Untersuchung: Forscher (mal wieder die Japaner!) hatten ein Tierexperiment mit Ratten unternommen und den Versuchstieren dabei eine Durchblutungsstörung im Gehirn zugefügt. Dies führt bei Gehirnzellen zu einer Minderversorgung mit lebenswichtigen Nährstoffen und Sauerstoff und ein Absterben der Zellen ist die Folge. Beim Menschen kennen wir diese Vorgänge bei dem Krankheitsbild des Schlaganfalls. Ein Schlaganfall ist auch nichts anderes als eine Minderdurchblutung von Teilen des Gehirns, die dadurch beschädigt oder zerstört werden können und den betroffenen

Patienten schwere Symptome bis hin zum Tod zufügt. Es geht also um die Therapie eines auch beim Menschen bedeutenden Krankheitsbildes.

Zurück zu den Japanern und ihren Ratten. Nachdem die Forscher die Durchblutungsstörung ausgelöst hatten, bekamen die Ratten durch eine Infusion direkt in das Gehirn die Nanopartikel mit der BDNF-mRNA zugeführt und in der Folgezeit wurden die Effekte auf die Nervenzellen und die Symptome der Tiere untersucht. Und tatsächlich: Die Tiere, die eine mRNA-Therapie erhalten hatten, zeigten weniger Symptome der Durchblutungsstörung und eine mikroskopische Untersuchung der betroffenen Gehirnabschnitte ergab deutlich bessere Überlebenschancen für die Nervenzellen, wenn die mRNA-Therapie durchgeführt worden war.

Zwar hatten die Forscher hier noch nicht das Problem gelöst, wie man die mRNA als einfache Injektion in die Haut oder über eine Vene in das Gehirn bringt. Aber immerhin konnten sie sehr gute Ergebnisse nach einer mRNA-Gabe direkt in die betroffenen Bereiche des Gehirns beobachten[36].

Fazit

Auch die Studien zur mRNA-Therapie im Gehirn zeigen ähnliche Ergebnisse wie entsprechende Untersuchungen an anderen Organen: mit einer mRNA-Therapie lassen sich Zellen recht zuverlässig dazu anregen, ein gewünschtes Protein herzustellen. Je nachdem, um welches Protein es sich dabei handelt, stellt sich dann auch die gewünschte Wirkung ein. Dies eröffnet auch im Gehirn einen ganz neuen Therapieansatz für eine ganze Reihe von Erkrankungen wie Demenz, Depression oder Parkinson. Der Weg zu einer zugelassenen Therapie ist

---

[36] https://doi.org/10.1016/j.biomaterials.2021.120681

sicherlich noch lang und vor 2025/2030 sehe ich da "kein Land",
aber die Entwicklungen sind absolut vielversprechend!

Produkt / Hersteller	Labor/Tier -Studien	Phase 1 Studie	Phase 2 Studie	Phase 3 Studie	Zulassung
Universität Tokyo Alzheimer					
Universität Tokyo Durchblutungs- störung					

mRNA-Therapie bei "Rücken" oder "Gelenk"

Gelenkschmerzen oder Rückenschmerzen gehören zu den am weitesten verbreiteten Beschwerden, die wir als Menschen kennen. Und wie könnte es anders sein: Auch hier haben sich schlaue Forscher etwas einfallen lassen, um die mRNA-Therapie einzusetzen. Aufgrund der Fülle an möglichen Gelenkerkrankungen möchte ich Ihnen hier nur die wichtigsten Erkenntnisse und den aktuellen Stand kurz erläutern.

Die mRNA-Therapie bei klassischen Orthopädischen Erkrankungen wie Rücken- oder Gelenkschmerzen fokussiert sich aktuell auf bestimmte Proteine, die das Wachstum von Knorpelzellen anregen können. Wie sicherlich viele bereits wissen, ist ein gesunder Knorpel in jedem Gelenk des Körpers die Basis für eine schmerzfreie Funktion. Das gilt übrigens auch für die Bandscheiben des Rückens.

Es sind mal wieder die Japaner, die hier 2019 Daten liefern: Sie konnten in Tierexperimenten beobachten, dass der Alterungsprozess einer Bandscheibe durch eine Injektion von mRNA aufgehalten werden kann. Die mRNA war in diesem Fall gestaltet, dass die Zellen einen Knorpel-Wachstumsfaktor, also ein Protein, das Knorpelzellen zum Wachstum anregt, produzieren[37]. Zuvor hatte die gleiche Arbeitsgruppe solche mRNA auch schon in die Kniegelenke von Mäusen gespritzt und ähnliche Effekte auf die Entwicklung von Gelenkschäden beobachtet: Die Injektion von mRNA bewirkte eine verstärkte Bildung von Wachstumsfaktoren in den Knorpelschichten der Gelenke und in der Mikroskopischen Untersuchung konnte man eine Vermehrung der Knorpelzellen beobachten[38]!

---

[37] https://pubmed.ncbi.nlm.nih.gov/30889482/
[38] https://pubmed.ncbi.nlm.nih.gov/26728350/

108

Leider hat es auch in diesem Bereich bisher keine weiteren Entwicklungen gegeben und weitere klinische Studien waren bei meiner Recherche nicht aufzufinden. Allerdings gab es im Jahr 2021 einen Artikel in einer medizinischen Fachzeitung, der sich mit verschiedenen Therapiemöglichkeiten der Gelenkerkrankungen beschäftigte. Neben vielen anderen Therapieoptionen, die vielfach zum Einsatz kommen, beurteilen die Autoren natürlich auch die bisherigen Erkenntnisse zur mRNA-Therapie und kommen zu dem Schluss: Die mRNA-Technik (...) "hat das Potenzial die zukünftige Entwicklung von Therapien der Osteoarthritis und anderer Gelenkerkrankungen zu transformieren"[39].

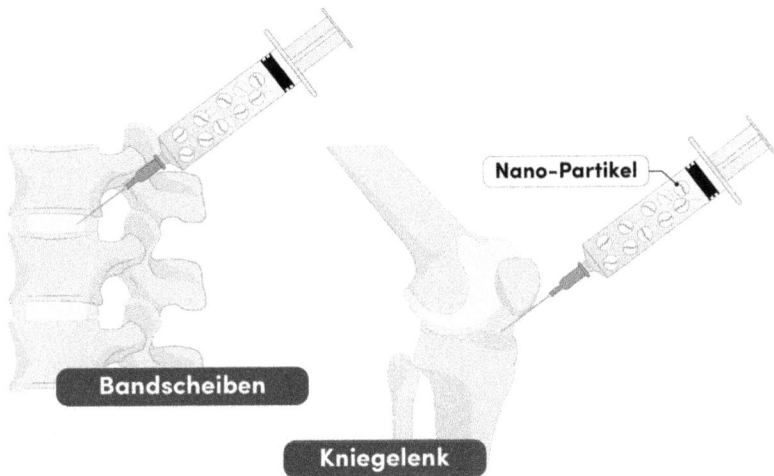

Abbildung 43: Gabe von mRNA in Bandscheiben oder Gelenken führte zu einer Verbesserung der Knorpelstrukturen.

Aktuell scheint es tatsächlich so zu sein, dass es im Bereich der Gelenkserkrankungen so viele andere auch wirksame Erkrankungen gibt, dass aufwändige mRNA-

---

[39] https://pubmed.ncbi.nlm.nih.gov/33520968/

Forschungen derzeit nur wenig Zuspruch finden. Dies könnte aus meiner Sicht der Grund für die bisher eher mageren Forschungsergebnisse sein - ob sich das ändert, wenn in anderen Bereichen der mRNA-Forschung weitere Fortschritte erzielt werden und die Technik insgesamt breiter angewandt wird, bleibt abzuwarten. Grundsätzlich scheint die mRNA-Therapie das Potenzial zu machen, Schäden in Gelenken oder Bandscheiben zu lindern.

Produkt / Hersteller	Labor/Tier -Studien	Phase 1 Studie	Phase 2 Studie	Phase 3 Studie	Zulassung
Universität Tokyo Arthrose					

mRNA-Therapie bei Autoimmunerkrankungen

Wie wir bereits bei den Impfungen gesehen haben, kann die mRNA-Therapie das Immunsystem aktivieren und für den Kampf gegen bestimmte Erreger wappnen. Interessanterweise kann die mRNA-Therapie aber auch das Umgekehrte erreichen: eine Abschwächung der Immunreaktion auf bestimmte Reize! Sie kann dafür sorgen, dass das Immunsystem als fremd erkannte Strukturen nicht mehr oder nicht mehr so stark angreift.

Aber was soll das bringen? Schwächung der Immunabwehr? Das kann doch nicht nützlich sein, oder?

Was zunächst sogar gefährlich klingt, bekommt einen Sinn, wenn man über Allergien und Auto-Immunerkrankungen nachdenkt: Allergien kommen zustande, wenn der Körper auf harmlose Reize mit einer Immunreaktion antwortet - das führt bei vielen Menschen zu laufender Nase, juckenden Augen, Hautausschlag bis hin zu Kreislaufproblemen oder sogar Atemnot und Tod, wenn sie in Kontakt mit Pollen, Tierhaaren, Bienengift oder bestimmten Lebensmitteln kommen. Eine gezielte Abschwächung dieser Immunreaktion wäre die Lösung!

Gleiches gilt für Auto-Immunerkrankungen. In diesen Fällen greift das Immunsystem den eigenen Körper an und zerstört Körperzellen, die eigentlich weder fremd noch gefährlich sind. Das ist zum Beispiel der Fall bei der Schuppenflechte (Auto-Immunentzündung der Haut), verschiedenen Schilddrüsenerkrankungen (Auto-Immunreaktion gegen Schilddrüsenzellen) oder der Multiplen Sklerose (Auto-Immunreaktion gegen Nervenzellen) und vielen anderen. Dass unsere Wissenschaftler überhaupt über eine solche Möglichkeit nachdenken, liegt übrigens in einer Tatsache, die ich Ihnen gemeinerweise bisher verschwiegen habe: Neben den aggressiven Immunzellen, die man sich bei der Impfung zunutze macht, gibt es auch noch anderen Zellen des Immunsystems.

Diese haben regulatorische Funktion. Das heißt, sie sind weniger auf Angriff gegen fremde Strukturen getrimmt, sondern eher dafür zuständig, dass die Angriffe des Immunsystems nicht aus dem Ruder laufen. Sie tragen ihren Namen von ihrer Fähigkeit, die Aktivität des Immunsystems zu regulieren und in normalen Bahnen zu halten. Ihre Fähigkeiten werden bei einer Impfung nicht gebraucht, denn dabei geht es um einen starken Angriff gegen eine Bedrohung durch ein Virus oder ein Bakterium. Bei Auto-Immunerkrankungen könnte das aber anders aussehen, wie wir vielleicht sehen werden.

Merke: Es gibt Immunzellen, die regulatorische Wirkung haben und Immunreaktionen abschwächen können.

Aktuell ist die wichtigste mRNA-Therapie bei Allergien oder Auto-Immunerkrankungen die Therapie der Multiplen Sklerose. Es ist zugegebenermaßen die einzige Erkrankung, zu der es bereits Ergebnisse aus wissenschaftlichen Untersuchungen gibt. Diese sind jedoch spektakulär, soviel darf ich schon verraten.

Im Abschnitt zur Multiplen Sklerose beschreibe ich daher den Mechanismus der mRNA-Therapie sehr detailliert, das Therapieprinzip gilt dann jedoch auch verallgemeinert für den Weg der mRNA-Therapie bei anderen möglichen Erkrankungen, die allergisch/auto-immun bedingt sind.

mRNA-Therapie der multiplen Sklerose

Die Erkrankung

Bei der Multiplen Sklerose handelt es sich wie bereits gesagt um eine Autoimmun-Erkrankung, bei der das Immunsystem des Körpers den eigenen Körper angreift und schädigt oder zerstört. Im Fall der Multiplen Sklerose wendet sich das Immunsystem gegen bestimmte Teile des Nervensystems. Zur Anschauung hier eine normale Nervenzelle, die mit einem langen Fortsatz Signale zu anderen Zellen übertragen kann. Die Fortsätze der Nervenzellen funktionieren dabei wie eine Art Stromkabel: Innen fließen die Signale, außen liegt eine isolierende Hülle spezieller Zellen.

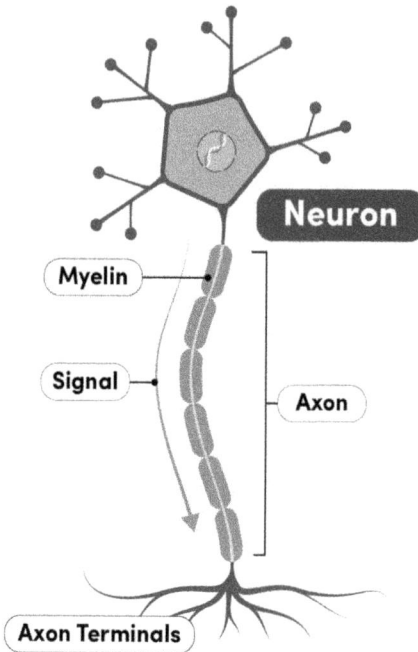

Abbildung 44: Eine Nervenzelle mit ihrem Nervenfortsatz und der Myelin-Hülle, die für eine problemlos Reizübertragung sorgt.

Genau diese Zellen, die eine Hülle um die Fortsätze der Nervenzellen bilden, werden bei der Multiplen Sklerose vom Immunsystem angegriffen und beschädigt:

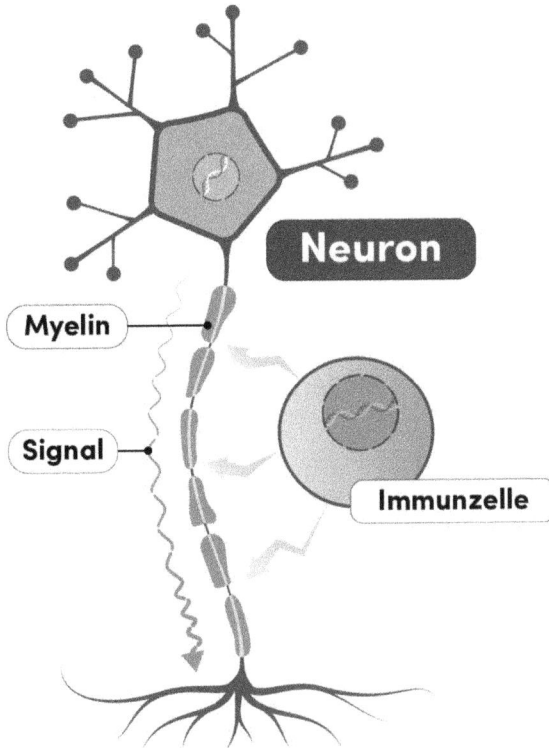

Abbildung 45: Die Immunzelle greift die Umhüllung der Nervenzellfortsätze an und schädigt diese. Die Signalübertragung findet nicht mehr richtig statt.

Als Folge können die Nervenzellen die Signale nicht mehr korrekt übertragen. Der Signalfluss ist verlangsamt oder sogar ganz unterbunden.

Die Erkrankung beginnt meistens schleichend, denn die Immunzellen greifen nach und nach die Nervenzellen an, manchmal ist jahrelang nichts zu bemerken, bevor es dann in einem neuen Schub zu einer Verschlimmerung der Symptome kommt. Die Patienten klagen unter anderem über Gefühlsstörungen, Sehstörungen (durch Schäden am Sehnerv),

Schwäche und Zittern bis hin zu Lähmungen. Die Erkrankung gilt leider bisher als nicht heilbar, verschiedene Therapien versuchen, die Angriffe des Immunsystems zu unterdrücken. Die Ergebnisse sind zwar so gut, dass Patienten mit Multipler Sklerose in der Regel an der Erkrankung nicht versterben, je nach Schwere der Symptome kann das Leben jedoch stark eingeschränkt sein.

Die Therapie

Um diesen Patienten durch eine neue Therapiemöglichkeit helfen zu können, starteten Forscher in Zusammenarbeit mit der Firma Biontech die Arbeit an einer mRNA-Therapie. Die Forscher wandten dabei einen schlauen Trick an. Und der geht so: Wie wir bereits gelernt haben, wird die mRNA für die mRNA-Impfungen z.b. gegen Covid-19 in Fettbläschen verpackt, die eine Entzündung auslösen. So werden spezielle Immunzellen aktiviert, die dann aus der Information der mRNA eine passende Körperabwehr aufbauen. Falls Sie sich nicht mehr genau erinnern, lesen Sie kurz im Kapitel über die mRNA-Impfungen nach.

Der Trick für die Therapie einer Auto-Immunerkrankung geht so: Für die Verpackung der mRNA bei der Multiplen Sklerose wurden andere Fettmoleküle für die Nanopartikel verwendet. Nämlich solche, die gerade keine Entzündungsreaktion auslösen. Außerdem wurden die Nanopartikel nicht wie bei einer Impfung in einen Muskel gespritzt - denn das allein löst auch schon eine Entzündung aus und lockt Abwehrzellen an. Diesmal wurden die Nanopartikel als Infusion über die Blutbahn gegeben. So verteilten Sie sich im Körper, ohne dass dadurch schon ein Abwehrreiz verursacht wurde. Und in die Nanopartikel wurde die mRNA für genau das Protein gepackt, das bei der Multiplen Sklerose vom Körper angegriffen wird, nämlich das Myelin-Protein.

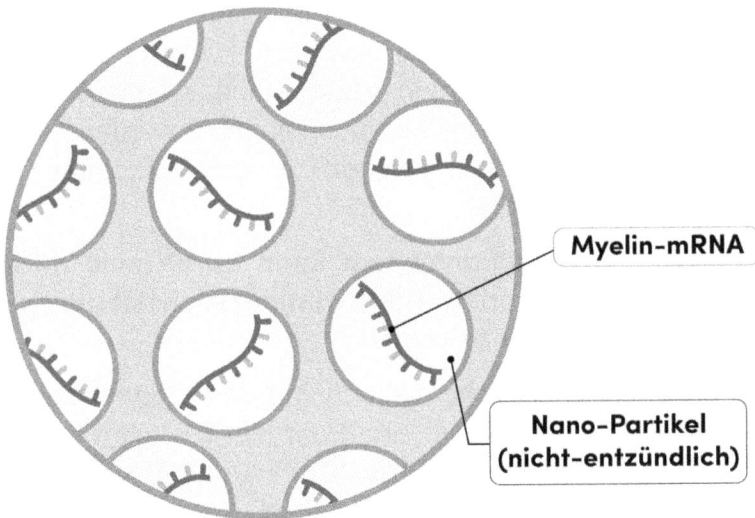

Abbildung 46: Die mRNA für das Myelin-Protein wird in nicht-entzündliche Nanopartikel verpackt. Man erhofft sich so eine Abmilderung der Immunreaktion auf die Myelin-Proteine.

Was würde die Folge sein? Könnte es sein, dass der Körper dann nur noch intensiver gegen das Myelin-Protein vorgeht oder würde das Immunsystem sich besänftigen lassen?

Die Experimente ergaben spannende Ergebnisse: Zum einen passierte genau das, was auch bei der mRNA-Impfung geschieht: Die Zellen des Körpers nehmen die mRNA auf und produzieren das damit geplante Protein - in diesem Fall also das Myelin-Protein. Aber dann passierte etwas ganz anderes als bei den Impfungen: Da die Nanopartikel nicht-entzündlich waren, entstand keine Alarmreaktion auf die Gabe der mRNA. Die Immunzellen, die für die Körperabwehr zuständig sind, wurden nicht aktiviert. Im Gegenteil: die vermehrte Produktion von

Myelin <u>ohne</u> die Aktivierung der Körperabwehr führte dazu, dass das Immunsystem insgesamt weniger Aktivität gegen das Myelin zeigte. Vermittelt wurde das über eine Aktivierung von Zellen, deren Aufgabe es ist, das Immunsystem im Zaum zu halten und dafür zu sorgen, dass keine zu starken oder überschießenden Angriffe ausgeführt wurden. Das Immunsystem schien sich geradezu an das Vorkommen des Myelins zu gewöhnen!

Merke: Das Immunsystem kann durch eine mRNA-Therapie dazu gebracht werden, weniger Aktivität gegen ein gewünschtes Protein zu zeigen.

Die Forschergruppe, die sich mit dem Thema genauer beschäftigte, hatte zunächst eine Form der Multiplen Sclerose bei Mäusen ausgelöst. Anschließend wurden die Mäuse mit einer Infusion der mRNA-Nanopartikel behandelt und das weitere Voranschreiten der Erkrankung beobachtet[40]. Tatsächlich konnte die mRNA-Therapie eine weitere Verschlechterung der Erkrankung verhindern. Ein genauerer Blick auf das Immunsystem der behandelten Tiere zeigte, dass Immunzellen, die bisher die Auto-Immunreaktion gegen die Myelinscheiden ausgelöst hatten, insgesamt vermindert waren. Umgekehrt waren regulatorische Immunzellen, die eher schützende Funktion hatten, vermehrt. Offenbar war es durch diese Therapie möglich, gezielt die Aktivität des Immunsystems zu regulieren und zu normalisieren! Der Artikel zu dieser Forschungsarbeit erschien im Januar 2021 in der einer renommiertesten wissenschaftlichen Zeitschriften überhaupt, da er eine wahrhaft bahnbrechende Erkenntnis beschrieb.

---

[40] https://science.sciencemag.org/content/371/6525/145

Fazit

Zwar lieferte die Forschungsgruppe bisher nur Studienergebnisse aus Untersuchungen an Tieren, diese sind jedoch extrem spannend und lassen auf weitere spektakuläre Entwicklungen hoffen. Erste gleichartige Studien an Patienten werden sicherlich noch einige Jahre auf sich warten lassen. Allerdings ist die zugrunde liegende Technik, das Immunsystem beim Angriff auf ein gewünschtes Protein zu bremsen, absolut universell einsetzbar. Es gibt etliche Erkrankungen, die auf solchen fehlgeleiteten Angriffen des Immunsystems beruhen und möglicherweise lassen sich viele dieser Erkrankungen mit einem ähnlichen Ansatz lindern oder heilen. Einzig die Struktur der verabreichten mRNA müsste jeweils angepasst werden.

Produkt / Hersteller	Labor/Tier -Studien	Phase 1 Studie	Phase 2 Studie	Phase 3 Studie	Zulassung
Biontech Multiple Sklerose					

mRNA-Krebstherapie

Die mRNA-Krebstherapie hat mich als erstes elektrisiert, da ich durch familiäre Häufung selbst befürchten muss, irgendwann im Leben an Krebs zu erkranken. Eine neue Super-Medizin gegen Krebs wäre da genau das richtige!

Als 2020 die mRNA-Impfungen tatsächlich funktionierten, hat mich das erstmal überrascht und zu weiterer Literaturrecherche veranlasst. Und im ersten Moment dachte ich - vermutlich von einigen Überschriften verführt: Kann es sein, dass wir uns in 20 Jahren eine Impfung abholen und nie mehr Krebs bekommen?? Sind meine Sorgen damit erledigt? Das wäre eine schöne Vision, aber leider ist da die Berichterstattung in den Medien in vielen Fällen sehr verkürzt und ungenau. Ohne die Details zu beleuchten, wird da über "Krebs-Impfungen" oder "individualisierte Krebstherapie" geschrieben und gesprochen, die hoffnungsfrohe Ergebnisse liefere.

Der genauere Blick auf die aktuelle Forschung lässt dann leider etwas Ernüchterung einkehren, aber dass es etliche vielversprechende und zum Teil auch schon weit fortgeschrittene Forschungsansätze in der mRNA-Krebstherapie gibt, werden Sie in diesem Kapitel lesen[41].

Zuerst gibt es aber ein Problem! Denn bei einer Krebserkrankung handelt es sich um Zellen des eigenen Körpers, die völlig ungebremst wachsen, Geschwülste und Metastasen bilden und oft zu Tod führen. Alles, was wir bisher über die mRNA-Therapie und die Möglichkeiten kennengelernt

---

[41] Allerdings werde ich nicht alle Therapien beleuchten, bei denen in irgendeiner Form eine mRNA zu Einsatz kommt, sondern nur solche, bei denen die mRNA direkt dem Patienten verabreicht wird. Weiterhin werde ich mich nur auf die größten Gruppen der Therapie beschränken, die aktuell eine Rolle spielen.

haben, wird uns im Kampf gegen diese wild wuchernden Zellen auf den ersten gar nicht weiterhelfen. Denn die mRNA-Therapie kann unser Immunsystem gegen einen fremden Erreger stärken, unser Immunsystem beim Angriff bremsen oder Proteine erzeugen, die wegen einer Erkrankung defekt sind, fehlen oder vermehrt gebraucht werden. All das klingt zunächst wenig nützlich, wenn Zellen des eigenen Körpers entarten.

Glücklicherweise gibt es aber bei der Mainzer Firma Biontech ein paar kluge Köpfe, die sich seit Jahren mit der mRNA-Krebstherapie beschäftigen und Mittel und Wege gefunden haben, den Krebszellen auf die Pelle zu rücken. Die mRNA-Krebstherapie ist das wichtigste Forschungsgebiet von Biontech und man kann die Firma da getrost als weltweit führend bezeichnen. Aktuell forscht die Firma zu Therapieansätzen bei verschiedenen Arten des Hautkrebses, Prostatakrebs, Brustkrebs, Eierstockkrebs, Lungenkrebs und weiteren.

Allgemeine mRNA-Immunstimulation

Man weiß inzwischen über das Immunsystem sehr gut Bescheid und kennt die beteiligten Zellen und Wirkstoffe sehr gut. Viele Proteine spielen dabei eine wichtige Rolle bei der Aktivierung oder Hemmung von Immunreaktionen, sie werden Zytokine genannt. Inzwischen sind etliche davon bekannt, die eine Immunabwehr anheizen und etliche Forschungsansätze zielen darauf ab, diese Zytokine oder ihre Aktivität zu verstärken. Dafür ist natürlich eine mRNA-Therapie das ideale Werkzeug, denn so kann auf direktem Wege eine Produktion der betreffenden Proteine angekurbelt werden. Voraussetzung dafür ist natürlich, dass überhaupt eine Immunabwehr gegen die Krebszellen stattfindet. Und das ist tatsächlich so: Der Körper versucht auch ohne jede Therapie, den Krebs zu bekämpfen und die unkontrolliert wachsenden Zellen zu zerstören.

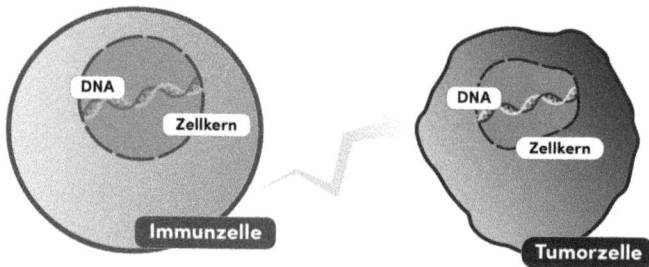

Abbildung 47: Auch ohne jede Therapie versucht das Immunsystem des Körpers, Krebszellen abzutöten. Das funktioniert oft genug gut, bei ausbrechenden Tumoren jedoch nicht mehr.

Das klappt auch in vielen Fällen, sodass diese Zellen zerstört werden, bevor eine bedrohliche Krebserkrankung entsteht. Im Rahmen dessen, was wir allgemein als Krebs

122

bezeichnen, läuft dieses Zellwachstum aber so stark aus dem Ruder, dass das Immunsystem keine Chance mehr dagegen hat.

Therapie: Mehr Gas geben!

Diese Abwehrreaktionen gegen den Tumor zu verstärken, ist ein sinnvoller und naheliegender Ansatz. Er ist auch nicht neu und wird bereits mit anderen Techniken eingesetzt. Die mRNA-Therapie bietet aber auch hier eine Möglichkeit, der eine einfachere, zielgenauere und vielleicht auch wirkungsvollere Therapie ermöglicht, als die bisherigen Verfahren. Beispielsweise gibt es Therapieverfahren, bei denen Zytokine im Labor aufwendig hergestellt und dem Patienten verabreicht werden - viel einfacher erscheint es, das über eine mRNA-Therapie direkt in den Zellen des Körpers anzustoßen.

Tatsächlich haben Studien gezeigt, dass man dadurch das Immunsystem anheizen und die Immunabwehr gegen die Krebszellen verstärken kann. Bereits 2016 erschien in der absoluten Top-Zeitschrift in der wissenschaftlichen Welt *Nature* ein Artikel über eine Studie von Biontech, bei der nachgewiesen wurde, dass eine Infusion mit einer passenden mRNA-Therapie zu einer Aktivierung des Immunsystems gegen Tumorzellen von Hautkrebspatienten führt[42]. Das heißt, die ohnehin bereits aktive Immunabwehr der Patienten konnte zusätzlich im Kampf gegen die Krebszellen angeheizt werden.

---

[42] https://pubmed.ncbi.nlm.nih.gov/27281205/

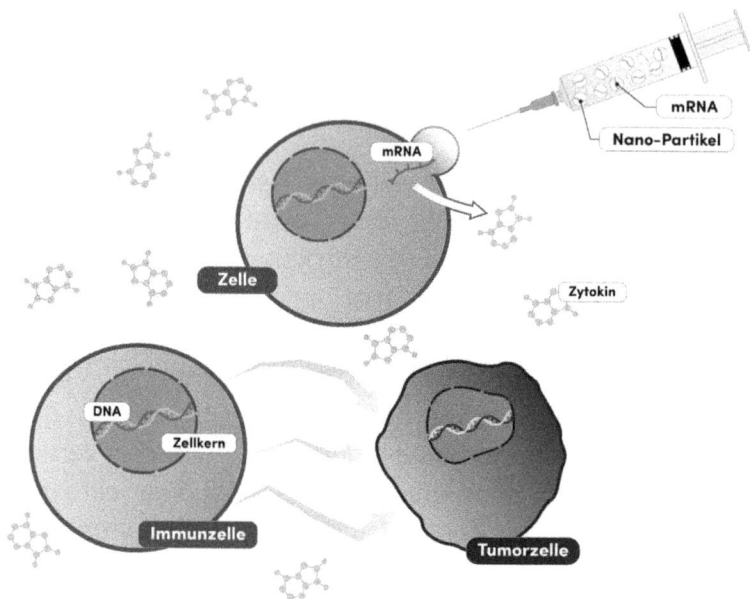

Abbildung 48: mRNA regt die Produktion von Zytokin-Proteinen an. Zytokine heizen dann die Abwehrreaktion gegen die Tumorzellen an.

Biontech untersucht aktuell in einer Phase-1-Studie ein mRNA-Produkt, das durch Injektion direkt in einen Tumor dort zu einer deutlich gesteigerten Aktivität des Immunsystems führen und den Tumor dadurch bekämpfen soll, gleiches unternimmt Moderna auch zur Zeit[43] und hat 2020 auch schon Daten einer Phase-1-Studie publiziert[44]. Leider sind die Studien aktuell geplant mit einem Ende 2024 und 2027, sodass wir uns da noch etwas gedulden müssen.

---

[43] https://clinicaltrials.gov/ct2/show/NCT03946800

[44]

https://ascopubs.org/doi/abs/10.1200/JCO.2020.38.15_suppl.3092

Produkt / Hersteller	Labor/Tier -Studien	Phase 1 Studie	Phase 2 Studie	Phase 3 Studie	Zulassung
BNT131 Biontech					
Moderna					

Therapie: Gegen Krebs-Antigene

Seit Jahrzehnten werden Krebszellen auf mögliche Angriffspunkte hin untersucht. Das sind besondere Proteine, die auf Tumorzellen zu finden sind. Diese können z.B. durch spezielle Antikörper angegriffen werden.

Besonders vielversprechend sind dabei natürlich Merkmale, die nur auf Tumorzellen zu finden sind und nirgendwo sonst im Körper. Dann könnte man durch eine dazu passende Therapie den Tumor gezielt bekämpfen, ohne dabei Nebenwirkungen zu provozieren. Denn diese entstehen oft bei der Krebstherapie, weil die aggressiven Behandlungen nicht nur die Krebszellen abtöten, sondern auch gesunde Zellen. Bekanntes Beispiel ist der Haarverlust bei Patienten, die eine Chemotherapie erhalten. Daher sind Forscher seit langem auf der Suche nach Merkmalen, die nur oder zumindest besonders häufig auf Krebszellen zu finden sind. Wenn man solche Merkmale (meist sind es Proteine) findet, kann man das Immunsystem animieren, diese anzugreifen.

Und umso weniger diese Proteine auch auf anderen Zellen vorkommen, desto härter kann man das Immunsystem dagegen aktivieren. Man muss nichts anderes tun, als künstlich hergestellte Antikörper gegen diese Antigene zu geben. Diese binden dann an die Antigene und aktivieren die Immunabwehr. Aktuell ist das bereits ein in der Krebstherapie etabliertes Verfahren: Wenn bekannt ist, dass ein Tumor ein bestimmtes Protein auf seiner Oberfläche trägt, kann man im Labor passende Antikörper herstellen. Als Infusion gegeben binden diese dann an die Tumorzellen und aktivieren die Immunabwehr des Patienten. In der Folge werden die Krebszellen bekämpft.

Inzwischen kennt man für viele Krebsarten eine Reihe von Antigenen, die entweder ausschließlich auf den Krebszellen vorkommen (dann werden sie Tumor-spezifische Antigene genannt, TSA) oder zumindest vermehrt auf Tumor-Zellen und auf anderen Zellen des Körpers (dann werden sie Tumor-assoziierte Antigene genannt, TAA).

Beides sind Zielstrukturen für Antikörper. Bislang hatte man diese Antikörper mit hohem Aufwand und hohen Kosten im Reagenzglas hergestellt und dem Patienten als Infusion verabreicht. Dank der mRNA-Technik gibt es nun eine andere Möglichkeit: Ähnliche wie man bei einer Virus-Impfung die Bildung von Antikörpern anregen kann, kann man auch eine Art „Krebs-Impfung" verabreichen. Und über den gleichen Mechanismus – eine Aktivierung des Immunsystems gegen Krebs-Antigene – dann die Produktion von Antikörpern gegen diese Krebsantigene anstoßen.

Man erstellt dafür eine mRNA, die mit dem Bauplan für eines der bekannten Krebsantigene, das man auf der Oberfläche der Tumorzellen erwartet. Sobald man diese mRNA einem Patienten spritzt, werden die Zellen diese mRNA aufnehmen und das darauf kodierte Protein (also das Antigen) produzieren. Das Prinzip kennen Sie von den anderen mRNA-Therapien.

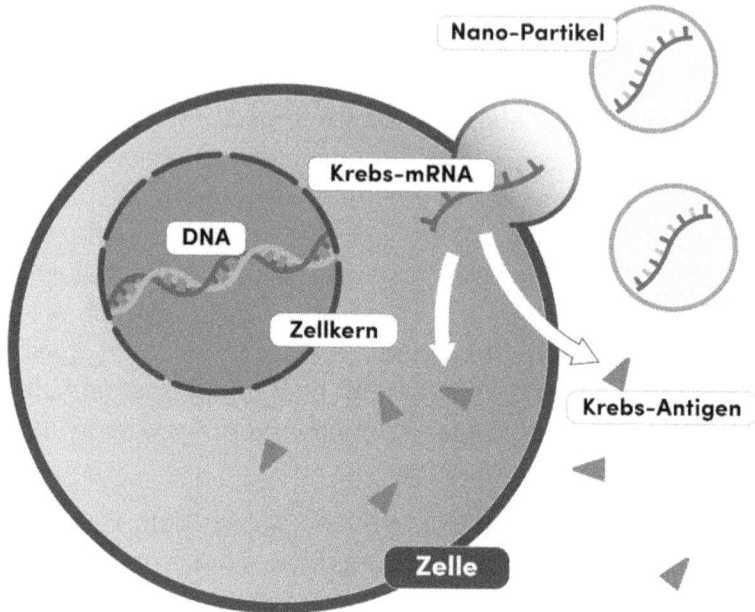

Abbildung 49: Die menschliche Zelle produziert das Krebsantigen, nachdem die mRNA als "Krebsimpfung" gegeben wurde.

Nachdem nun durch die Gabe der mRNA eine Produktion von Krebs-Antigegen zusammen mit den entzündlichen Reizen der Nanopartikel eingeleitet wurde, reagiert das Immunsystem wie wir es auch von den anderen mRNA-Impfungen kennen: Es greift die Krebs-Antigene verstärkt an.

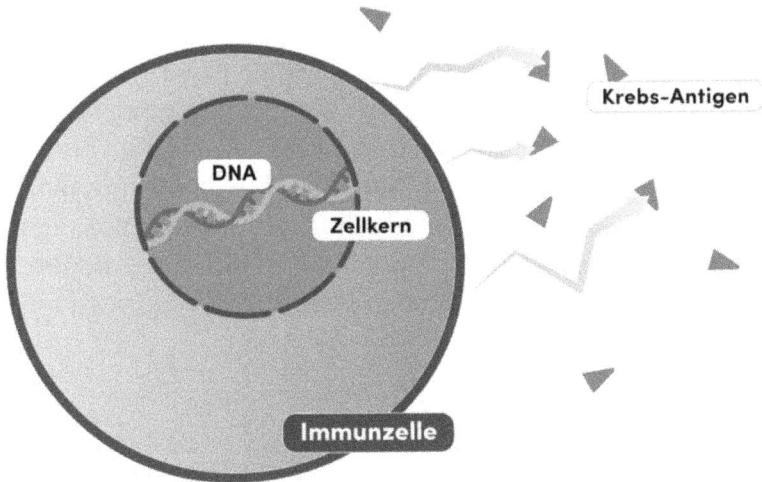

Abbildung 50: Eine Immunzelle wird durch die Krebs-Antigene aktiviert und attackiert diese. Die Immunabwehr gegen die Krebszellen, die dieses Antigen ebenfalls tragen wird ebenso aktiviert.

Es werden Antikörper gebildet und Zytokine ausgeschüttet, um diese Bedrohung einzudämmen. Wie wir wissen, kommt das Krebs-Antigen aber nicht nur dort vor, wo es gerade als mRNA gespritzt wurde, sondern auch auf den Zellen der Tumorerkrankung. Die verstärkte Abwehrreaktion wird sich also auch in einer stärkeren Bekämpfung der Krebserkrankung zeigen!

Die Therapie wurde inzwischen auch schon in Studien auf ihren Erfolg hin untersucht. Da man bereits wusste, dass solche Antikörper grundsätzlich funktionieren, hat man zur besseren Beurteilbarkeit in einer Studie eine Gruppe mit den herkömmlichen Antikörpern aus dem Reagenzglas behandelt und die anderen mit einer mRNA-Infusion, die eine Produktion der gleichen Antikörper in den Zellen anregen sollte.

Die Ergebnisse waren sehr ermutigend: Die Tiere haben nach der Gabe der mRNA tatsächlich für etwa 14 Tage die gewünschten Antikörper gebildet. Und diese waren sogar wirkungsvoller als die im Vergleich verabreichten Antikörper aus dem Reagenzglas, die man bisher für solche Therapien verwendete[45]. Ähnliches konnten die Forscher von Biontech auch schon 2017 feststellen[46]. Beachten Sie, dass auch in diesen Studien die Proteinproduktion 10-14 Tage angehalten hat. Das hatten wir zuvor schon als übliche Dauer nach mRNA-Gabe festgestellt.

Aktuell gibt es etliche Projekte zu dieser Art von Tumortherapie. Eine klinische Studie Phase 1/2 wird von Biontech ab September 2021 geplant. 48 Patienten mit Krebs des Magen-Darm-Traktes sollen bis 2024 eingeschlossen und mit BNT141 behandelt werden. BNT141 ist eine mRNA, die eine Antikörperproduktion gegen verschiedene Oberflächen-Strukturen der Tumorzellen bewirken soll. Ergebnisse gibt es sicherlich erst 2025/2026, spannend wird es auf jeden Fall!

Produkt / Hersteller	Labor/Tier-Studien	Phase 1 Studie	Phase 2 Studie	Phase 3 Studie	Zulassung
BNT111/ BNT112/ BNT113/ BNT114/ BNT115 Biontech					
mRNA5671 Moderna					

---

[45] https://pubmed.ncbi.nlm.nih.gov/28794134/
[46] https://pubmed.ncbi.nlm.nih.gov/28604701/

Biontech ist besonders aktiv auf diesem Gebiet der mRNA-Therapie.

Individualisierte Krebsantikörper

Wie wir bereits gesehen haben, gibt es etliche Strategien bei der Tumortherapie. Die mRNA-Technik hat ermöglicht, viele dieser bereits bekannten Techniken weiter zu verbessern. Die Strategie ist dabei, dass man durch die mRNA-Therapie Substanzen wie Zytokine oder Antigene produziert und dadurch das Immunsystem stimuliert. Zur Wiederholung:

- Zytokine regen das Immunsystem allgemein an und verstärken so den Angriff der Immunzellen

- Antigene aktivieren Immunzellen, rufen Antikörper hervor und verstärken so den Angriff der Immunzellen auf Strukturen mit diesem Antigen

Was bisher aufwendig im Reagenzglas hergestellt werden musste, kann mit der mRNA-Therapie deutlich einfacher und wirkungsvoller erreicht werden. Die Therapieansätze beinhalten dabei Strategien, die für die meisten oder für bestimmte Gruppen von Tumoren angewandt werden können. Einzeln oder in Kombination sind diese Strategien bereits heute schon vielversprechend und werden weiter erforscht. Der wesentliche Gewinn der mRNA-Technik ist darin zu sehen, dass bereits bekannte Therapie wie die Gabe von Zytokinen oder Antikörpern einfacher, schneller, effektiver und nach Zulassung in Zukunft auch kostengünstiger gemacht werden können.

Aber geht da nicht noch mehr? Könnte man nicht noch effektiver gegen einen Tumor vorgehen? Zwar ist es eine Stärke der bisherigen Therapien, dass sie gegen eine Vielzahl von Tumorarten angewandt werden können, gleichzeitig ist das aber auch eine Schwäche. Denn je spezieller eine Immun-Therapie auf einen bestimmten Tumor zugeschnitten ist, desto wirkungsvoller kann sie sein. Denken Sie dabei an die mRNA-Therapie gegen Tumorspezifischen Antigene (TSA). Sie heizt eine Immunreaktion gegen Strukturen an, die auf vielen Tumorzellen zu finden sind, jedoch nicht auf gesunden Zellen. Aktuell sind jedoch nicht sehr viele TSA bekannt, die man auch therapeutisch nutzen kann. Der Effekt ist gut, aber begrenzt, da man bisher nur gegen eine begrenzte Art bekannter Tumor-Antigene vorgehen kann.

Die Forscher der Firma Biontech waren damit daher noch nicht zufrieden. Denn die Fähigkeiten der mRNA-Therapie eröffnet ganz neue Möglichkeiten. Denn es ist einfach und schnell durchführbar geworden, die Immunreaktion gegen nahezu beliebige Strukturen anzuheizen. Das ist ungefähr so, als habe man ein Maschinengewehr, aber nur eine Handvoll Ziele im Visier. Man braucht mehr Ziele!

Und gleichzeitig weiß man, dass es diese Vielzahl an Zielen auf Krebszellen gibt. Tumorzellen verfügen über eine Vielzahl von Mutation und daraus entstehenden veränderten Proteinen, die jedoch vom Immunsystem des Körpers nicht oder nicht ausreichend als Angriffspunkt erkannt und bekämpft werden. Es gibt sie also, diese Ziele, aber bisher waren die Strukturen einfach zu vielfältig, um für jedes dieser Ziele aufwändig Antikörper im Labor herzustellen und den Patienten zu verabreichen. Weit mehr als die 10 oder 20, die man als Tumor-spezifische Antigene bereits kennt[47]. Die Gesamtheit aller Mutationen, die in einem Tumor zu finden sind, nennt man Mutanome. Und um genau zu sein: Jeder Patient trägt auf seinen Tumorzellen ein für diesen Tumor spezielles Mutanom mit sich.

---

[47] https://pubmed.ncbi.nlm.nih.gov/28420421/

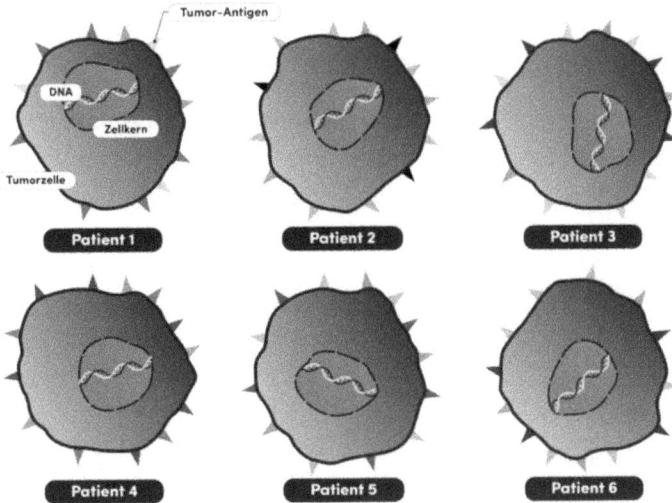

Abbildung 51: Die Zellen eines jeden Tumors tragen eine eigene, individuelle Antigenstruktur. Ideal wäre es, das Immunsystem gegen alle diese Antigene zu aktivieren. Bisher gelingt das aber nur gegen einzelne davon.

Dass diese für eine Immuntherapie genutzt werden könnten, hatten sich die Forscher von Biontech schon 2015 in den Kopf gesetzt[48]. Wenn es gelingen würde, das Immunsystem in diese Richtung zu aktivieren, könnte eine Krebstherapie noch effektiver sein. Eine Lösung bietet die Untersuchung der Tumorzellen eines Patienten auf Mutationen in ihren Genen. Und zwar für jeden Patienten und das Mutanom seiner Krebserkrankung. Daraus kann man herleiten, welche Proteine in den Tumorzellen genau dieses Patienten individuell verändert sind. Im nächsten Schritt würde man eine genau darauf zugeschnittene mRNA-Therapie entwickeln. So könnte man eine Therapie einsetzen, nicht weil sie auf Soundso viel Prozent der Patienten zielt, oder weil sie bisher schon vielen anderen

---

[48] https://pubmed.ncbi.nlm.nih.gov/26716729/

Patienten geholfen hat. Nein, man würde eine Therapie durchführen, weil sie das ideale Vorgehen gegen genau diesen **einzigartigen** Tumor des Patienten ist.

Entsprechend wird die Therapie bei Biontech auch iNEsT (Individualized Neoantigen Specific Immunotherapy) gennant und bei Moderna PCV (Personalized Cancer Vaccine).

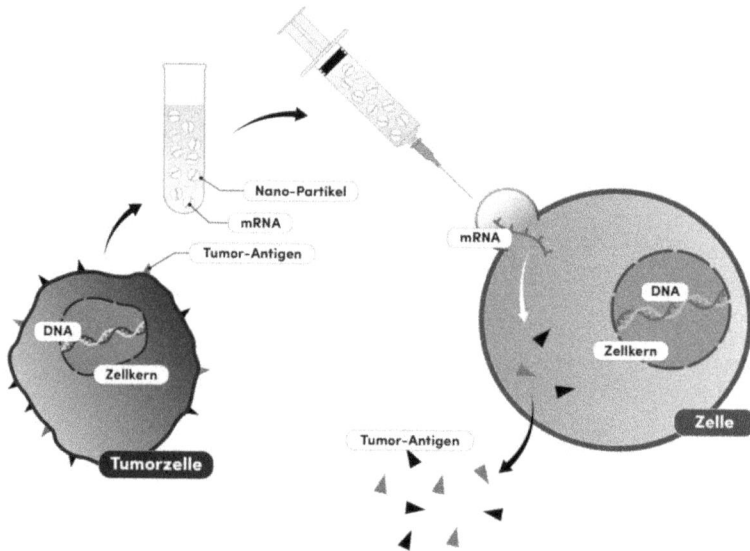

Abbildung 52: Durch eine Untersuchung der Tumorzellen wird die Gesamtheit der Antigene festgestellt. Die vielversprechendsten Angriffspunkte werden als mRNA hergestellt und gespritzt.

Nachdem die mRNA hergestellt und verabreicht wird, entsteht wie bei den bisherigen mRNA-Impfungen eine spezifische Immunreaktion gegen die produzierten Tumorantigene und der Tumor wird vom Immunsystem massiv angegriffen (wenn alles gut klappt).

Bereits 2017 konnten ersten Ergebnisse aus einer Studie veröffentlicht werden. Dabei war dieses aufwendige Verfahren-Identifikation des Mutanoms und Herstellung einer einzigartigen mRNA-Therapie - an 13 Patienten mit einer Hautkrebserkrankung angewandt[49].

Für jeden Patienten wurden 10 Mutationen aus dem Mutanom seines Tumors ausgewählt und eine passende mRNA gestaltet. Der Herstellungsprozess hat durchschnittlich 68 Tage gedauert, was beeindruckend schnell ist. Die mRNA wurde den Patienten mehrfach gespritzt und der Verlauf akribisch untersucht. Die Verträglichkeit war bei allen Patienten gut, es wurden keine schweren Nebenwirkungen beobachtet, was natürlich Grundlage ist, damit die Therapie überhaupt eine Perspektive hat. Spannend war die Beobachtung, dass die Angriffe des Immunsystems, die bisher schon stattgefunden hatten gegen etwa ein Drittel der mutierten Strukturen, verstärkt wurden und gleichzeitig neue Angriffe gegen andere Mutationen ausgelöst wurden, die zuvor bei den Patienten nicht beobachtet wurden.

Das Immunsystem konnte also auf verschiedenen Wegen in seinen Angriffen gegen den Tumor gestärkt werden. Das hatte auch Konsequenzen für die Patienten, die in der Nachbeobachtungszeit nach der Gabe der mRNA deutlich länger ohne weiteres Tumorwachstum blieben. Bei fast dreiviertel der Patienten konnte innerhalb der ersten 2 Jahre nach der mRNA-Therapie kein Tumorwachstum festgestellt werden!

Um diese Ergebnisse weiter zu verfolgen, zu bestätigen und die Therapie idealerweise einen Schritt weiter in Richtung einer Routineanwendung zu bringen, sind seit 2017 mehrere Studien begonnen worden, darunter eine Phase-2-Studie von Biontech mit 770 Patienten, von denen man sich aufgrund der großen Anzahl der Patienten eine hohe Aussagekraft

---

[49] https://pubmed.ncbi.nlm.nih.gov/28678784/

versprechen kann[50]. Auch Moderna hat wie beschrieben ein ähnliches Produkt im Angebot und untersucht die Wirkung seit 2017 in mehreren Studien. Es bleibt spannend, ob diese bisher sehr guten Ergebnisse bestätigt werden können. Leider wird das noch ein paar Jahre auf sich warten lassen, aber diese Therapie lässt hoffen und kommt dem was man sich unter eine "Krebsimpfung" vorstellen kann, doch am allernächsten.

Produkt / Hersteller	Labor/Tier -Studien	Phase 1 Studie	Phase 2 Studie	Phase 3 Studie	Zulassung
Krebs- Impfung Biontech					
Krebs- Impfung Moderna					

Aus Platzgründen habe ich die individualisierte Mutanom-mRNA-Therapie als "Krebsimpfung" bezeichnet.

---

[50] https://clinicaltrials.gov/ct2/show/NCT03289962

Wenn Sie sich an meine Worte in der Einleitung zu diesem Kapitel, dann habe ich dort von einer „Krebsimpfung" gesprochen, durch die wir vielleicht nie mehr Krebs bekommen. Klingt nach wie vor unrealistisch. Aber wenn man bedenkt, was die mRNA-Krebstherapie bisher erreicht hat, dann wäre folgendes denkbar: Durch Analyse der Krebszellen vieler tausend Tumore weiß die Forschung mittlerweile sehr gut Bescheid, welche Antigene auf Krebszellen besonders häufig vorkommen. Diese werden ja auch im Rahmen der Therapie bereits als Ziele verwendet. Das geschieht bisher aber immer an Patienten, die bereits eine Krebserkrankung haben.

Aber viel spannender ist doch die Frage: Was passiert, wenn man einem Patienten eine solche Impfung gegen häufig vorkommende Krebs-Antigene gibt, auch wenn er gar keinen Krebs hat. Nach allem was wir wissen, wird das Immunsystem trotzdem auf die Injektion von mRNA reagieren und Antikörper gegen die Krebs-Antigene bilden. Und wenn wir davon ausgehen, dass diese Antigene zumindest bei den meisten Krebsarten vorkommen, dann können wir davon ausgehen, dass im Falle einer zukünftigen Krebsentstehung das Immunsystem sofort mit einer starken Abwehrreaktion reagiert. Es mag wilde Spekulation sein, aber ich halte es für denkbar, dass man in zukünftigen Untersuchungen feststellt, dass eine prophylaktische „Krebs-Impfung" die Entstehung von Krebserkrankungen verhindern kann. Wir werden sehen.

Wie kommt die mRNA in den Körper?

Sie haben bisher eine ganze Menge über die therapeutischen Möglichkeiten gelernt. Was ich Ihnen dabei zumindest ein wenig vorenthalten habe, sind die möglichen Probleme bei der Gabe der mRNA. Obwohl die vorangehenden Kapitel vielleicht den Eindruck erweckt haben, dass die mRNA praktisch überall einsetzbar ist, haben Sie möglicherweise das eine oder andere Mal aufgehorcht, als es hieß: Die mRNA wird während einer Herzoperation direkt gespritzt. Oder: Die mRNA wird als Infusion direkt ins Gehirn gegeben. Was im Tierexperiment ziemlich einfach zu lösen ist, kann am Menschen Kopfzerbrechen bereiten. Und tatsächlich ist die Gabe der mRNA aktuell noch ein Problem, auf das ich Sie bisher nicht so direkt gestoßen habe. Denn die mRNA-Therapie muss natürlich an den Ort kommen, wo sie wirken soll.

Das hängt zum einen natürlich davon ab, wie die mRNA aufbereitet ist, d.h. in welcher Form sie verabreicht wird und zum anderen von dem, was damit erreicht werden soll. Soll sie wie eine Impfung den ganzen Organismus schützen oder soll sie in einem bestimmten Organ ihre Effekte erzielen? Ideal wäre natürlich eine mRNA-Therapie, die man mit einer Spritze z.B. in den Oberarm geben kann und die dann zielgenau dorthin gelangt, wo sie wirken soll. Bei Herzerkrankungen ins Herz, bei Demenz in das Gehirn und bei Knieschmerzen ins Knie. Aber leider ist es nicht so einfach. Im Gegenteil: die Forschung der mRNA-Therapie hat Jahrzehnte benötigt, um einen Weg zu finden, die mRNA überhaupt einigermaßen wirkungsvoll in den Körper zu bringen. Die mRNA an sich ist nämlich ein instabiles und empfindliches Gebilde. Würde man eine mRNA einfach als Infusion geben, käme davon nirgendwo soviel an, dass überhaupt eine Wirkung erzielt würde. Die mRNA würde dann sofort zerfallen, abgebaut werden und vom Immunsystem angegriffen werden. Aber wie Sie ja bereits wissen, werden die mRNA-Moleküle deshalb in Nanopartikel aus Fett gepackt.

Damit gelingt es, die mRNA in den Körper zu bringen, ohne dass sie sofort abgebaut oder attackiert wird. Die Nanopartikel haben dabei eine ähnliche Struktur wie die Wand der menschlichen Zellen und können deshalb von diesen Zellen aufgenommen und ihren Inhalt (die mRNA) in die Zellen entleeren - dort wo die mRNA hinsoll. Ein weiteres Problem ist aber, dass es nicht reicht, die mRNA in den Nanopartikeln *irgendwo* in den Körper zu bringen. Die mRNA muss schon ziemlich genau zu den Zellen gelangen und von diesen aufgenommen werden, um die gewünschte Wirkung zu entfalten. Sie muss in das Zielorgan. Und da sind aktuell die Möglichkeiten noch etwas begrenzt und es gelingt noch nicht, die mRNA-Nanopartikel so zu erstellen, dass sie von einer Injektion z.B. in den Arm je nach Wunsch das ausgesuchte Organ erreichen.

Es gibt etliche Forschungsgruppen, die sich nur damit beschäftigen, die Nanopartikel mit der mRNA in ein gewünschtes Organ zu bekommen. Dabei wenden die Wissenschaftler verschiedene Tricks an, um zu prüfen, wohin die Nanopartikel gelangen, wenn sie zum Beispiel über eine Vene verabreicht werden. Packt man nämlich in die Nanopartikel die mRNA für ein leuchtendes Protein (ja, sowas gibt es!), dann kann man hinterher einfach feststellen, wo die Nanopartikel samt mRNA gelandet sind.

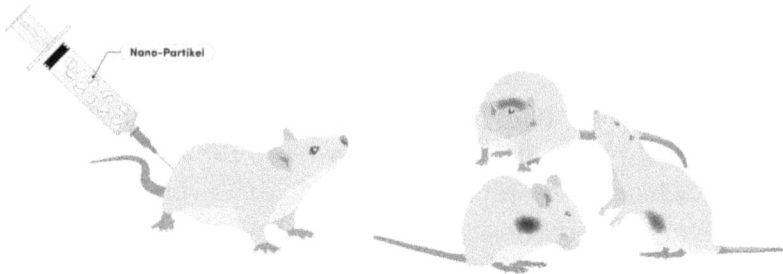

Abbildung 53: Durch Verwendung eines leuchtenden Proteins bei der mRNA-Impfung kann man im Tierexperiment feststellen, wo die Nanopartikel samt mRNA landen.

Solche und ähnliche Tricks haben die Forscher in der Vergangenheit bereits angewandt und inzwischen durch viel Herumprobieren der Zusammensetzung der Nanopartikel ein paar Erfolge erreicht.

Tatsächlich gibt es einige Möglichkeiten, einzelne Organe gezielt zu erreichen, aber andere lassen sich nicht so leicht erreichen. Einige Beispiele anhand der Wirkungen, die Sie bereits kennengelernt haben:

- Das Immunsystem lässt sich leicht erreichen, da es überall im Körper vorhanden ist. Es gibt sogar spezielle Nanopartikel, die bevorzugt in die Milz gelangen, wo besonders viele Zellen des Immunsystem sitzen.

- Die Leber lässt sich ebenfalls bevorzugt erreichen, wenn die Nanopartikel entsprechend gestaltet sind. Das eignet sich gut für Lebererkrankungen.

- Die Lunge kann erreicht werden, indem die Nanopartikel als Inhalation direkt an den Ort der Wirkung gelangen[51].

---

[51] https://pubmed.ncbi.nlm.nih.gov/30609147/

Inzwischen gibt es aber auch Erkenntnisse, dass man die Lunge zumindest im Tierversuch auch über eine Infusion gut erreichen kann[52].

- Gelenke sind für direkte Injektionen zugänglich und damit auch einer mRNA-Therapie.

- Tumore sind je nach Lage möglicherweise gut zugänglich, zum Beispiel bei Hautkrebs, möglicherweise jedoch nur im Rahmen einer größeren Operation, das begrenzt den Einsatz

- Bisher ist es ebenfalls nicht gelungen, Nanopartikel so zu konstruieren, dass diese bevorzugt die Zellen des Herzens erreichen. Das wäre wünschenswert, ist aktuell aber nur bei Herzoperationen durch direkte Injektion möglich.

- Es gibt Therapieansätze für Erkrankungen des Gehirns - nur leider keine Möglichkeit, die mRNA dorthin zu bringen, außer durch eine Injektion oder Infusion direkt in das Gehirn. Beim Menschen kaum vorstellbar.

- Es gibt etliche Erbkrankheiten, die schon vor der Geburt Schäden am Kind im Mutterleib verursachen - etwa weil die Kinder bestimmte Nährstoffe nicht richtig verarbeiten können. Doch selbst dafür gibt es vielleicht irgendwann eine Lösung, denn im Tierversuch ist es schon gelungen, mRNA-Therapien an ungeborenen Tieren in der Gebärmutter durchzuführen[53]! Die Tiere wurden dabei durch eine Injektion in eine Art Nabelvene erreicht.

Sie erkennen, dass es bereits viele gute Möglichkeiten gibt - und das war ja auch Inhalt der vorhergehenden Kapitel.

---

[52] https://pubmed.ncbi.nlm.nih.gov/34147715/

[53] https://www.ncbi.nlm.nih.gov/pmc/articles/PMC7806221/

Mir war es jedoch wichtig, Ihnen ein paar Probleme der mRNA-Gabe nochmals in einem eigenen Abschnitt vor Augen zu führen. Denn diese Limitationen begrenzen zumindest aktuell auch noch den Einsatz der mRNA-Therapie. Impfungen? Kein Problem! Behandlung von Hautkrebs? Kein Problem! Aber vieles andere, wie die Therapie am Herz oder die Demenz-Therapie ist aktuell noch ein Problem.

Die fast schon Milliardenfache Gabe von mRNA-Nanopartikeln im Rahmen der Covid-19-Impfungen haben - glaube ich - gezeigt, dass die Technik grundsätzlich sicher ist und gut funktioniert. Bis wir die mRNA aber wirklich immer genau dort haben, wo wir sie haben wollen, ist es noch eine Weile hin. Aber auch daran arbeiten die Forscher von Biontech, Moderna und der Konkurrenz.

Risiken und Nebenwirkungen

Wenn man sich Gedanken über die Chancen und Möglichkeiten der mRNA-Therapie macht, muss man natürlich so ehrlich sein und auch die möglichen Risiken und Nebenwirkungen genauer beleuchten. Was nutzt seine moderne, neuartige Therapie, die im Schnellverfahren zugelassen wird und die Welt vor einer Pandemie rettet, wenn danach alle Patienten als genmanipulierte Zombies enden?

In diesem Abschnitt werde ich daher versuchen, die häufigsten Fragen zu möglichen Nebenwirkungen auch die Ängste bezüglich der mRNA-Therapie auf Basis der verfügbaren Informationen zu beantworten.

Fakten und Fiktion: Nebenwirkungen

Es sind bereits eine Vielzahl von Studien mit mRNA-Wirkstoffen gemacht worden - nicht nur um mögliche Wirkungen zu erforschen, sondern auch um die Sicherheit und Nebenwirkungen der Therapie zu untersuchen. Diese Nebenwirkungen sind gesichert und man muss unter der mRNA-Therapie damit rechnen. Und natürlich spielen sie eine ganz große Rolle bei der Bewertung des Therapienutzens. Wie oben schon formuliert: Was bringt eine unheimlich gute Therapie gegen eine Erkrankung, wenn die Nebenwirkungen mindestens genauso schlimm sind wie die geheilte Erkrankung?

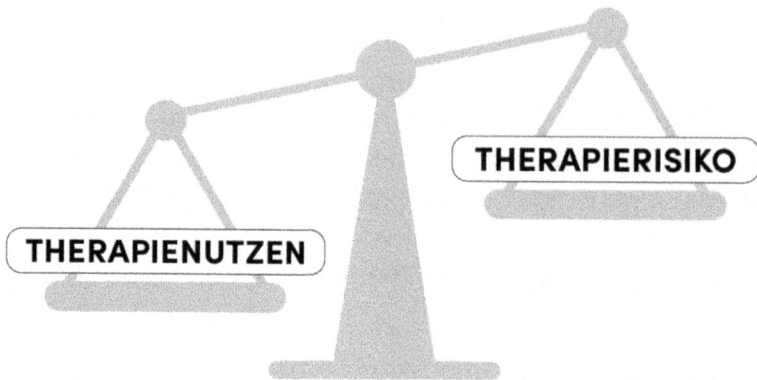

Abbildung 54: Natürlich muss der Nutzen einer Therapie immer das Risiko oder den Schaden durch Nebenwirkungen überwiegen. Oft ist das aber keine einfache Entscheidung.

Daneben soll es nicht nur um gesicherte Nebenwirkungen aus Studien gehen, sondern ich möchte auch Gerüchte und Fragen beantworten, die Patienten mir rund um die mRNA-Therapie gestellt haben oder auf die ich im Internet gestoßen bin. Diese beziehen sich fast alle auf die bekannten mRNA-Impfstoffe gegen das Covid-19-Virus, da das die aktuell einzige zugelassene mRNA-Therapie ist. Aber diese Fragen stehen wahrscheinlich stellvertretend für die grundsätzliche und berechtigte Skepsis gegenüber der mRNA-Präparate. Ich hoffe, ich kann zur Beantwortung einige nützliche Dinge beitragen. Im Gegensatz zu den übrigen Teilen des Buches habe ich hier doch versucht, vermehrt die eine oder andere Quellenangabe einfließen zu lassen, da die Nebenwirkungen natürlich ein heißes Thema sind. Und gerade die Entkräftung von vagen Behauptungen sollte möglichst anhand von gesicherten Erkenntnissen geschehen.

Lokale Nebenwirkungen der mRNA-Injektion

Aktuell kann man die zugelassenen mRNA-Produkte nur durch eine Injektion mit einer Spritze verabreichen. Die Injektion erfolgt dabei in die Haut oder den Muskel im Bereich der Schulter. Immer wenn ich Personen gegen Covid-19 impfe, weise ich dann darauf hin, dass der Arm 1-2 Tage wehtun kann. Möglicherweise kann man ihn auch nicht voll einsetzen aufgrund der Schmerzen oder nachts auch nicht auf dieser Seite schlafen. Deshalb werden die meisten Personen in den Arm geimpft, den sie weniger einsetzen: Rechtshänder links, Linkshänder rechts. Die Ursache für diese Schmerzen ist die Verletzung durch die Nadel und die eindringende Flüssigkeit. Außerdem verwenden wir - wie Sie ja inzwischen wissen - für den Covid-19-Impfstoff Nanopartikel, die bewusst entzündungsfördernd wirken sollen. Es kommt zu einem glücklicherweise nur kleinen Schaden im Gewebe mit einem Bluterguss.

Der Körper registriert diesen Schaden und beginnt, diesen zu reparieren: Er schickt Immunzellen an diese Stelle, zerstörtes Gewebe wird abgebaut und mögliche Eindringlinge werden ausgeschaltet. Die Werkzeuge, die dabei vom Immunsystem eingesetzt werden, um zerstörtes Gewebe zu entfernen und Feinde zu bekämpfen, führen im Gewebe dann zu einer Entzündungsreaktion mit Schmerzen, eventuell Erwärmung und Rötung der Einstichstelle. In diesem Zusammenhang wird auch die injizierte mRNA von Zellen aufgenommen und die Produktion des gewünschten Proteins geht sofort los. Innerhalb von 1-2 Tagen ist der Schaden jedoch behoben, die Entzündung klingt ab und das Immunsystem zieht sich langsam zurück. Die Schmerzen lassen nach. Nur in seltenen Fällen und wenn im Rahmen der Injektion trotz aller Vorsichtsmaßnahmen wie Desinfektion und Hygiene außer dem mRNA-Medikament noch Keime in das Gewebe gelangen, kann es eine stärkere Entzündung sogar bis hin zu Eiterbildung geben. Denkbar ist sogar, dass mittels einer kleinen Operation entstandener Eiter abgelassen und abgestorbenes Gewebe entfernt werden muss. Das ist natürlich eine eklige Horrorgeschichte, wenn man auf dem Stuhl im Impfzentrum sitzt und eigentlich nur eine kleine Spritze abholen will. Und glücklicherweise ist es auch nahezu ausgeschlossen, wenn sauber gearbeitet und der Körper gut auf die Injektion reagiert.

Für die mRNA-Impfungen gibt es übrigens sehr gute Daten, wie häufig diese lokalen Reaktionen sind. In der großen Phase-3-Untersuchung des Biontech-Impfstoffes wurde bei etwa 8000 geimpften Personen die lokale Reaktion innerhalb der ersten 7 Tage nach der 1. und 2. Impfung erfasst. Etwa 60-80% der Personen gaben Schmerzen an der Einstichstelle nach der Impfung an[54]. Das sind also 3-4 von 5 Geimpften - damit muss man also wirklich rechnen. Jüngere Patienten sind dabei offenbar stärker betroffen, wahrscheinlich reagiert ihr Immunsystem etwas stärker. Rötung und Schwellung an der Einstichstelle berichtete etwa einer von 20 Geimpften und keiner der 8000 untersuchten Impflinge musste sich in einem Krankenhaus vorstellen wegen der lokalen Nebenwirkungen. Sie sind zwar unangenehm, gehen aber offenbar immer mit etwas Geduld von selbst vorbei. Und streng genommen handelt es sich dabei auch gar nicht um eine unerwünschte Nebenwirkung, denn der lokale Reiz und die Entzündung an der Einstichstelle sind Teil des Plans. Das Immunsystem soll ja bewusst eine Reaktion zeigen.

Systemische Nebenwirkungen

Neben den Reaktionen an der Injektionsstelle berichten viele Patienten über sog. systemische Auswirkungen wie

---

[54] https://www.nejm.org/doi/full/10.1056/NEJMoa2034577

146

Müdigkeit, Abgeschlagenheit, Fieber, Kopfschmerzen... ähnliche wie bei einer grippalen Erkrankung. Diese werden bei allen aktuellen Covid-19-Impfungen beobachtet, es gibt sich auch bei allen anderen Impfstoffen. Die bereits angesprochenen 8000 Impflinge wurden auch auf diesen systemischen Nebenwirkungen hin untersucht. Auch hier waren Jüngere eher stärker betroffen als ältere. Über Kopfschmerzen klagten immerhin etwa die Hälfte der Geimpften, Fieber hatte etwa einer von 6 Geimpften, in der Gruppe der 8000 Patienten hatten aber nur 2 Temperaturen über 40 Grad[55]. Man muss also tatsächlich mit diesen Krankheitssymptomen nach der mRNA-Impfung rechnen. Gerade nach der zweiten Impfung treten diese häufiger auf und fast jeder zweite Patient greift dann auch mal auf eine Kopfschmerztablette zurück.

Ursächlich für das allgemeine Krankheitsgefühl ist die Reaktion des Immunsystems auf die injizierte Substanz. Ähnlich wie oben beschrieben anhand der lokalen Reaktion an der Einstichstelle. Es handelt sich also auch dabei nicht um eine unerwünschte Wirkung, sondern einen Teil des Plans.

Bei manchen von uns läuft das mehr oder weniger im Verborgenen ab und man bekommt davon gar nichts mit. Bei anderen wird das Immunsystem stärker aktiviert, Immunzellen werden aktiv, setzen ihre Waffen ein und bewirken dadurch diese allgemeinen Krankheitssymptome. Warum diese Symptome von Person zu Person und auch von Impfung zu Impfung so verschieden ausfallen können, ist nicht abschließend geklärt, sie sind aber in der Regel nach einem bis höchstens drei Tagen wieder vorbei. Nur in seltenen Fällen wird über längere Müdigkeit und Abgeschlagenheit berichtet.

---

[55] https://www.nejm.org/doi/full/10.1056/NEJMoa2034577

Schwere Nebenwirkungen der mRNA-Impfung

Die zuvor beschriebenen Reaktionen an der Einstichstelle und das allgemeine Krankheitsgefühl nach einer mRNA-Impfung gilt gehört zur Behandlung dazu. Etwas anderes sind natürlich wirklich unerwünschte Nebenwirkungen oder sogar Tod nach einer Injektion, was auf keinen Fall passieren darf. Auch das wurde in der zuvor schon zitierten Studie untersucht, und zwar an allen etwas mehr als 20.000 Impflingen. Die Ergebnisse sind da beruhigend und durch die große Zahl der untersuchten Personen auch recht verlässlich - andernfalls wäre es auch nicht zu einer Zulassung des Impfstoffes gekommen. Insgesamt waren 4 von 20.000 geimpften von schweren Nebenwirkungen betroffen, also etwa 1 von 5.000. Diese 4 Fälle waren:

- Schulterverletzung durch die Impfung

- Starke Lymphdrüsenschwellung und Schmerzen

- Herzrhythmusstörungen

- Gefühlsstörungen im rechten Bein

Wir wissen leider aus der Studie nicht, wie es mit diesen 4 Patienten weitergegangen ist. Letztendlich standen diese seltenen Nebenwirkungen einer Zulassung aber nicht entgegen. Man darf solche Dinge natürlich nicht verharmlosen und muss Personen vor einer Impfung über mögliche Nebenwirkungen informieren - andererseits bringt eine Panikmache auch niemandem etwas. Man führt so eine Impfung ja auch nicht zu Spaß durch, sondern möchte einen Schutz gegen eine andere Bedrohung erreichen, nämlich die Covid-19-Infektion. Man muss individuell abwägen, ob mögliche Impfnebenwirkungen oder die Folgen einer Covid-19-Infektion schwerer wiegen und sich dann für oder gegen eine Impfung entscheiden. Für die allermeisten von uns gilt sicherlich, dass bei den derart seltenen schweren Nebenwirkungen eine Impfung gegen Covid-19 sinnvoll ist.

Kann die mRNA unser Erbgut verändern?

Diese Frage habe ich mir anfangs selbst gestellt und war eigentlich auch sehr skeptisch, ob ich mich impfen lassen würde. Der Gedanke ist an sich nicht so fern, denn die mRNA wird ja auch aus unserem Erbgut, der DNA gewonnen, indem Teile davon "abgeschrieben" werden. Es gibt also auf jeden Fall den Weg DNA → mRNA. Könnte es nicht auch sein, dass Teile einer als Impfung gespritzten mRNA zurückübertragen werden in unsere DNA und diesen damit verändern? Sozusagen mRNA → DNA? Können wir durch eine mRNA-Therapie zu genmanipulierten Zombies werden?

Glücklicherweise gibt es die mRNA-Forschung ja nun schon eine Weile und auch zu dieser Frage gibt es einige wissenschaftliche Erkenntnisse. Übrigens gibt es etliche Blogs oder Zeitungsartikel zu dieser Frage, die allesamt dann irgendwelche Experten zitieren. Diese Experten - meistens Professoren von Universitäten - sagen dann: "Nein, die DNA wird nicht verändert. Ist doch klar, Dummerchen!" und das soll es dann gewesen sein[56]. Aber das reicht nicht aus, wir brauchen schon ein paar belastbare wissenschaftliche Infos dazu.

Denn es hilft uns wenig, wenn die mRNA unser Erbgut doch verändern könnte und später die schlauen Uniprofessoren sagen: "Hab ich mich halt geirrt, tut mir leid"... also muss man sich das doch etwas genauer ansehen.

Denn: Es gibt tatsächlich grundsätzlich den Fall, dass eine mRNA den Weg in eine DNA findet. Das heißt, es ist nicht

---

[56]   https://www.reuters.com/article/factcheck-mrna-megamix-idUSL1N2M61HW

komplett ausgeschlossen, dass eine mRNA gespritzt und in die DNA einer Zelle eingebaut wird. Jeder der von sich gibt, dass das nicht geschehen **kann**, erzählt Quatsch und wird im Endeffekt nur den Glauben der Leute stärken, die glauben *wollen*, dass mit der mRNA irgendwas Böses angestellt werden soll und es einen Masterplan für das alles gibt. Es gibt nämlich tatsächlich Viren, deren Überlebensstrategie es ist, eine mRNA in die DNA einer Zelle einzuschleusen und die Zelle dadurch dazu zu bringen, neue Viren herzustellen. Und es gibt bereits heute in der menschlichen DNA viele, viele Abschnitte, die dadurch entstanden sind, dass irgendwann im Laufe der letzten Millionen von Jahren da ein Stück RNA mehr oder weniger ungeplant eingebaut wurde. Diese Abschnitte haben zwar *meistens* keine Funktion mehr und werden als sogenannte "Pseudogene" bezeichnet, aber es gibt sie. Man kann die Frage der Gefährlichkeit einer mRNA-Impfung im Hinblick auf unser Erbgut also nicht einfach damit beantworten, es auszuschließen. Man muss sich fragen, in welchem Ausmaß es geschieht und welche Relevanz es hat.

Ist es was Besonderes? Nein. Es gibt diese Prozesse seit Millionen von Jahren. Wissenschaftlicher forschen seit Jahrzehnten an diesen Pseudogenen. Es gibt davon etwa 25.000 (!) im menschlichen Erbgut und offenbar leben wir ganz gut damit[57]. Diese sind im Laufe der menschlichen Entwicklung entstanden, die allerwenigsten aber durch den Einbau einer mRNA in die DNA, da dieser Prozess nur in Ausnahmefällen vorkommt.

Diese Gene werden aber nicht umsonst "Pseudogene" genannt, denn sie haben nur sehr selten eine sinnvolle Funktion.

---

[57]
https://mobilednajournal.biomedcentral.com/articles/10.1186/1759-8753-5-20

Es handelt sich mehr oder wenig um "Wortsalat" in der ansonsten ja sehr informativen DNA, der Bibliothek unseres Erbgutes. Daraus können wir ableiten, dass es sehr unwahrscheinlich ist, dass dadurch etwas dramatisches ausgelöst wird. Es ist schlicht und einfach etwas relativ Normales, dass auch mal eine mRNA den Weg in die DNA findet, dort als Wortsalat übrig bleibt und einfach weiterhin keine Auswirkungen hat.

Kommt es oft vor? **Nein**. Denn ohnehin ist die Integration einer mRNA in die DNA schon etwas sehr Seltenes, im Falle der mRNA-Therapie ist die Wahrscheinlichkeit auch deshalb sehr gering, weil die injizierte mRNA sehr instabil ist und maximal wenige Stunden, eher nur ein paar Minuten überhaupt bestehen bleibt. Danach ist sie zerfallen oder durch unsere Zellen abgebaut und nicht mehr nachweisbar. Und nicht zuletzt muss man sich folgendes klarmachen: Pseudogene in unserer DNA, die sich im Laufe der Entwicklung dort eingeschlichen haben, tragen wir seit Jahrtausenden in jeder unserer Zelle mit uns herum - denn unsere DNA, die wir von Geburt an haben, ist in jeder Zelle gleich. Und wir leben gut damit. Wenn nun die gespritzte mRNA z.B. aus einer Covid-19-Impfung den Weg in die DNA einer Zelle findet, dann ist das eine Zelle von Billionen von Zellen in unserem Körper, deren DNA nun an einer Stelle verändert ist. Und das erledigt sich von selbst, wenn die betreffende Zelle abstirbt, was natürlicherweise innerhalb einer Frist von mehreren Tagen bis Monaten geschieht. Denn fast alle unsere Zellen sterben nach einer Weile und werden ersetzt.

Apropos: Wussten Sie eigentlich, dass sowohl Alkohol als auch Zigarettenrauch relativ häufig zu Mutationen in unserer

DNA führt[58], [59]? Und dass dies auch ein Grund dafür ist, warum beides die Wahrscheinlichkeit erhöht, an Krebs zu erkranken? Der Verzehr von rotem Fleisch schädigt übrigens auch die DNA[60]. Das nur als Beispiele, warum ich ganz persönlich der Meinung bin, man sollte das absolut minimale Potenzial einer theoretisch vielleicht möglichen aber sehr unwahrscheinlichen DNA-Veränderung in einzelnen Zellen nicht für die grundsätzliche Beurteilung der mRNA-Therapie heranziehen. Nichts sollte verharmlost werden, aber es gibt bisher keinerlei Hinweise auf eine ernsthafte Bedrohung durch DNA-Interaktionen.

Hier sei auch nochmal darauf hingewiesen, dass wir uns die mRNA ja nicht zum Spaß spritzen, sondern immer die Abwägung erfolgen muss, ob eine Krankheit (Krebs, Covid-19 oder andere) mehr Leiden und Gefahr oder Tod mit sich bringt oder eine Therapie mit einer mRNA.

Abschließend möchte ich daher festhalten: die Gabe einer mRNA könnte rein theoretisch Auswirkungen auf die DNA haben, zumindest kann man das nicht zu 100% ausschließen[61]. Dies wäre jedoch einerseits extrem selten (wenn es überhaupt geschehen sollte), andererseits käme dabei nichts heraus, was tatsächlich bedrohlich wäre. Auch keine Horrorgeschichten von genmanipulierten Zombiemenschen. Lesen Sie dazu auch nochmal den Abschnitt "Werden wir zum Virusproduzenten?"

---

[58] https://pubmed.ncbi.nlm.nih.gov/29323295/
[59] https://pubmed.ncbi.nlm.nih.gov/30132931/
[60] https://doi.org/10.1016/j.foodchem.2017.02.129
[61] In der Medizin kann man selten irgendwas zu 100% ausschließen.

Werden wir zum Virus-Produzenten?

Das Prinzip der mRNA-Therapie ist ja, dass wir unsere Zellen dazu bringen, irgendetwas herzustellen. Im Fall der mRNA-Impfung ein Virusbestandteil. Da kommt natürlich auch die Angst auf, wir könnten plötzlich zum Virusproduzenten werden und das vielleicht bis an unser Lebensende. Aber diese Angst kann man so beantworten: Bei einer mRNA-Therapie bekommt man nicht die gesamte mRNA eines Virus verabreicht, sondern nur für einen kleinen Teil, zum Beispiel ein Protein der Virushülle. Dann kann der Körper auch nur dieses einzelne Bauteil produzieren - für alles andere fehlt ihm schlicht und einfach der Bauplan. Aber nicht nur das: Die gespritzte mRNA verbleibt auch nur sehr kurze Zeit im Körper nachweisbar. Der Zerfall und Abbau der Moleküle beginnt bereits wenige Minuten nach einer Injektion. Wir produzieren daher auch nur zeitlich sehr begrenzt die Proteine, für die wir im Rahmen der mRNA-Therapie eine mRNA verabreicht bekommen haben. Je nach Studie beginnt die Produktion der Proteine bereits nach 3 bis 10 bis 14 Tagen abzufallen. Wir brauchen uns also keine Sorgen zu machen, dass wir nach einer mRNA-Injektion tagelang, wochenlang oder bis ans Lebensende irgendwelche körperfremden Teile oder gar Krankheitserreger produzieren.

Ist mRNA-Therapie gefährlich in der Stillzeit?

Schwangere und Stillende Mütter sind natürlich für jede Therapie eine besondere Patientengruppe. Oftmals bestehen Ängste, dass Medikamente entweder das ungeborene Kind einer Schwangeren oder den Säugling einer stillenden Mutter schädigen könnten. Und diese Sorgen sind natürlich absolut berechtigt, es gibt genug Beispiele von Medikamenten, die in bestimmten Phasen während der Schwangerschaft oder der Stillzeit nicht eingenommen werden dürfen.

Um die Frage nach der mRNA-Therapie während der Stillzeit zu klären, wurde von Dezember 2020 bis Februar 2021 eine Studie durchgeführt und die Muttermilch von insgesamt 7 geimpften Müttern auf mRNA-Teile untersucht[62]. Die Untersuchungen wurden dabei in den ersten 48 Stunden nach einer Impfung mit mRNA-Impfstoff von Moderna oder Biontech durchgeführt. Die Ergebnisse waren erfreulich: bei keiner der stillenden Mütter konnte mRNA in der Muttermilch nachgewiesen werden. Es ist daher davon auszugehen, dass eine mRNA-Therapie auch in der Stillzeit problemlos durchzuführen ist.

Tatsächlich wurde das auch nochmal in einer sehr großen Studie untersucht, um auszuschließen, dass geimpfte, stillende Mütter vielleicht so starke Nebenwirkungen durch die Impfung haben könnten, dass sie zu Beispiel wegen Fieber, Müdigkeit oder Kopfweh nicht mehr stillen können. Insgesamt wurden dafür in einer Untersuchung fast 4500 geimpfte Mütter befragt. Nur knapp 2 von 100 (1.7%) berichteten vorübergehende Einschränken beim Stillen, weil es Ihnen so schlecht nach der Impfung ging. Allerdings berichteten alle Mütter, dass sie trotzdem mit der Entscheidung für die Impfung zufrieden waren und diese jederzeit wieder durchführen würden[63].

Umgekehrt ist es sogar so, dass man auch Argumente für eine Impfung (im Fall von Covid-19) der stillenden Mütter finden kann. Denn die Gefahr eine Covid-Infektion besteht ja auch für die Stillenden und für die Säuglinge wäre es möglicherweise bedrohlich, wenn ihre Nahrungsquelle aufgrund einer schweren Corona-Erkrankung ausfällt. Zusätzlich dazu ist bekannt, dass Antikörper, also ein Impfschutz auch mit der Muttermilch übertragen wird. Für Säuglinge, die noch kein eigenes fertig

[62] https://pubmed.ncbi.nlm.nih.gov/34228115/
[63] https://pubmed.ncbi.nlm.nih.gov/34171971/

ausgebildetes Immunsystem haben, ist die Übertragung von schützenden Antikörpern über die Muttermilch sogar sehr wichtig - aber das gilt nicht im Besonderen für Covid-19, sondern für alle anderen Infektionserkrankungen auch. Für Covid-19 wurde das aber auch nochmal in einer Studie untersucht: 32 stillende Mütter wurden geimpft und anschließend die Antikörper in Blut und Muttermilch gemessen - wenig überraschend zeigten sich die Covid-19-Antikörper nach wenigen Tagen im Blut, gleiches konnten die Wissenschaftler aber auch für die Muttermilch beobachten[64]. Dieser sogenannte Nestschutz ist extrem wichtig für die Säuglinge. Deutschland war da anfangs sehr zurückhaltend, andere Länder haben aufgrund dieser Faktenlage bereits früh auch mit der Impfung stillender Mütter begonnen.

mRNA-Therapie in der Schwangerschaft

Diese Frage beschäftigt natürlich auch viele Menschen und die Beantwortung ist etwas schwieriger als die Situation in der Stillzeit. Letztendlich gibt es dazu noch wenige absolut sicheren Daten aus wissenschaftlichen Studien. Eine Untersuchung wurde Ende 2020/Anfang 2021 an etwa 4000 schwangeren Frauen durchgeführt, die einen mRNA-Impfstoff erhalten hatten. Man beobachtete, ob die Impfung irgendwelche negativen Konsequenzen für die Schwangerschaft oder das später geborene Kind hatte. Erfreulicherweise zeigten sich keine schwereren negativen Folgen der Impfung. Natürlich beobachtete man auch bei Schwangeren die Reaktion an der Einstichstelle und allgemeine Krankheitssymptome wie Müdigkeit und Kopfweh. Diese kamen sogar etwas häufiger vor als bei Nicht-Schwangeren, hatten aber keine langfristigen Folgen. Fast 800 Kinder wurden nach einer Impfung der Mutter

---

[64] https://pubmed.ncbi.nlm.nih.gov/34204501/

später geboren und keines der Kinder hatte irgendwelche Missbildungen, auch Aborte (spontaner Abbruch der Schwangerschaft) wurden nicht häufiger beobachtet, als bei Schwangeren, die nicht geimpft sind zu erwarten ist[65]. Ein Schaden für die Schwangerschaft oder das ungeborene Kind ist also nach aktuellen Daten sehr unwahrscheinlich. Man weiß jedoch umgekehrt, dass eine Immunität der Mutter auch das ungeborene Kind schützt, denn die Antikörper aus dem Blut der Mutter können über die Plazenta in den Blutkreislauf des ungeborenen Kindes gelangen und dieses so schützen. Dies konnte 2021 in einer Studie gezeigt werden, bei der 50 Neugeborene und ihre Mütter untersucht wurden[66]. Gleiches wurde später nochmals bestätigt[67]. Gleichzeitig gilt wie auch bei den stillenden Müttern: Eine Covid-19-Infektion der Mutter kann für das ungeborene Kind schwerste Konsequenzen mit sich bringen. Daher wird zwar eine mRNA-Impfung für Schwangere nicht direkt empfohlen, sie kann aber unter Berücksichtigung der individuellen Situation durchgeführt werden, ohne dass man besondere Risiken durch die Impfung bedenken müsste.

Kinder und mRNA-Impfung, geht das gut?

Nachdem zunächst besondere Risikogruppen sowie medizinisches Personal ab Ende 2020 geimpft wurden, erreichten wir ab Frühjahr 2021 den Punkt, dass auch die Impfung von Kindern und Jugendlichen immer mehr in die Diskussion kam. Dass der Impfstoff gut verträglich war und eine ebenso gute Immunität sicherte, wusste man bereits aus Millionen von Geimpften. Aber wie sieht das bei Kindern aus? In den Studien zur Zulassung des Impfstoffs waren nur

---

[65] https://www.nejm.org/doi/full/10.1056/NEJMoa2104983
[66] https://www.ajog.org/article/S0002-9378(21)00053-3/fulltext
[67] https://pubmed.ncbi.nlm.nih.gov/34014840/

Erwachsene geimpft worden. Und gerade die Anwendung bei Kindern stellte die Gesellschaft vor Probleme, denn:

- Covid-19 ist – soweit man zu diesem Zeitpunkt wusste, als Infektion nicht sehr gefährlich für Kinder. Oftmals laufen Infektionen ab, ohne dass es überhaupt jemand merkt. Todesfälle gab es bis dato weltweit fast nicht. Warum also Impfen?

- Allerdings besteht inzwischen Einigkeit, dass Kinder durch Schul- und Kindergarten-schließungen und Quarantänemaßnahmen erhebliche Schäden in Kauf nehmen müssen[68]. Eine Immunität auch für Kinder ist daher wichtiges Ziel, denn solange die Fallzahlen unter Kindern und Jugendlichen hoch bleiben, wird es auch weitere Einschränkungen geben.

- Weiterhin gibt es Berichte über das Long-Covid-Syndrom mit Erschöpfung, Atemnot, verminderter Belastbarkeit und anderen Symptomen über Monate[69] bei Erwachsenen aber auch bei Kindern. Über die Häufigkeit gibt es aktuell keine Angaben, aber diese Spätfolgen einer Infektion können bedrohlich sein.

Es bleibt die Frage, ob eine Impfung von Kindern und Jugendlichen nicht doch sinnvoll sein könnte. Allerneuste Daten zumindest an über 2000 Jugendlichen im Alter von 12-15 Jahren hat eine ähnliche Sicherheit wie bei Erwachsenen gezeigt[70] Zumindest eine weitere große Studie ist auf dem Weg[71]. Auch nimmt die Zahl der geimpften Kinder und Jugendliche weltweit

---

[68] https://pubmed.ncbi.nlm.nih.gov/33113210/
[69] https://pubmed.ncbi.nlm.nih.gov/33205450/
[70] https://www.nejm.org/doi/full/10.1056/NEJMoa2107456
[71] https://clinicaltrials.gov/ct2/show/NCT04816643

täglich zu und es werden bisher keine neuen Erkenntnisse zu besonderen Komplikationen oder Nebenwirkungen berichtet. Hier überholt gewissenmaßen der Alltag die Studienlage. Aus meiner Sicht bleibt es – zum Stand Mitte 2021 - letztendlich eine individuelle Entscheidung der Kinder und ihrer Erziehungsberechtigten. Wenn beide eine Impfung wünschen, kann sie sicherlich ohne schlechtes Gewissen oder Befürchtungen durchgeführt werden.

Macht die mRNA-Therapie unfruchtbar?

Ich habe ehrlich gesagt überhaupt keine Ahnung, warum dieses Gerücht bereits kurz nach der Zulassung der Impfung aufgekommen ist. Ich wurde etwa 2 Monate nach Beginn der Impfung in Deutschland gefragt, ob das denn stimme mit der Unfruchtbarkeit. Ich dachte kurz nach und kam zu dem Schluss, dass ich niemanden kenne, der nach einer Covid-19-mRNA-Impfung schwanger geworden und ein gesundes Kind zur Welt gebracht hatte. Zwei Monate nach den ersten Impfungen in Deutschland…

Aber Spaß beiseite: Natürlich ist die Fruchtbarkeit etwas ganz wichtiges. Und es wäre eine Katastrophe, wenn eine Therapie für Millionen diese anschließend unfruchtbar gemacht hätte. Allerdings gibt es schlicht und ergreifend überhaupt keine wissenschaftlichen Daten, um diese Frage entweder mit JA zu beantworten. Man kann also aktuell aufgrund wissenschaftlicher Daten nur die Schulter zucken und feststellen: Offenbar gibt es aktuell genauso viele Geburten wie vor der mRNA-Impfung und deshalb müssen wir annehmen, dass es keine Einschränkung der Furchtbarkeit gibt.

Interessanterweise haben sich tatsächlich Forscher mit dem Thema "Fruchtbarkeit und mRNA-Impfung" beschäftigt, aber auf ganz unerwartete Weise: Sie haben untersucht, wie viele Menschen bei Google nach Themen wie "Covid Impfung Furchtbarkeit" suchen. Sie haben dabei das Suchverhalten VOR Einführung der mRNA-Impfung im Dezember 2020 mit dem Suchverhalten NACH Einführung der mRNA-Impfung im Dezember 2020 verglichen[72]. Die Ergebnisse sind erwartungsgemäß: Die Anzahl der Suchanfragen ist für einige der untersuchten Begriffe tatsächlich nahezu explodiert und hat für das Suchwort "Covid 19 Fruchtbarkeit" um den Faktor 30 zugenommen! Das Thema bewegt also offenbar viele - nur eine schlüssige Antwort kann die Wissenschaft aktuell nicht geben, obwohl das Thema immer noch "heiß" ist, wie man durch eine kurze Abfrage bei Google Trends für das Suchwort "Impfung unfruchtbar" sehen kann:

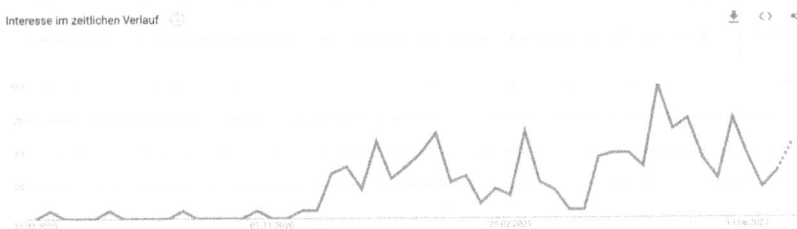

Abbildung 55: Häufigkeit der Suchanfragen bei Google zum Thema Unfruchtbarkeit und Impfung. Quelle: Google Trends.

Ob wir wirklich jemals eine umfassende wissenschaftliche Studie am Menschen dazu sehen werden, würde ich bezweifeln. Letztendlich wird man wahrscheinlich über die Zeit einfach feststellen, dass ganz allgemein die Geburtenrate sich nicht verändert hat vor oder nach der Impfung und damit interessiert das Thema irgendwann niemanden...auch wenn das natürlich aus wissenschaftlicher Sicht eher unbefriedigend ist. An Tieren wurde das übrigens tatsächlich untersucht, aber diese

---

[72] https://pubmed.ncbi.nlm.nih.gov/34181273/

Ergebnisse lassen sich natürlich nicht einfach auf den Menschen übertragen. Aber immerhin zeigte sich in dieser Untersuchung an weiblichen Ratten keinerlei Einschränkung der Fruchtbarkeit, wenn diese mit dem Biontech Impfstoff geimpft wurden[73]. Spannenderweise gibt es aber tatsächlich eine Untersuchung von Männern nach überstandener <u>Covid-Infektion</u>. Also nicht nach Impfung, sondern nach Infektion. Zwei Gruppen von Wissenschaftlern hat sich die Spermien dieser Männer angesehen und mit den Werten von Gesunden verglichen. Dabei zeigte sich eine Abnahme der Spermienanzahl und der Qualität in den ersten Wochen nach einer Covid-19-Infektion[74],[75]. Wenn man also die Frage nach der Auswirkung auf die Fruchtbarkeit stellt und jemand sich da Sorgen macht, dann muss in die Abwägung "Impfung ja oder nein" auch mit einfließen, dass eine Covid-19-Infektion zumindest vorübergehende negative Auswirkungen auf die Fruchtbarkeit haben kann. In der gezeigten Studie zeigte sich dann nach etwa 3 Monaten übrigens auch wieder eine Erholung der Spermien, sodass eher nicht von Langzeitschäden auszugehen ist. Virus-RNA konnte übrigens nicht im Sperma nachgewiesen werden.

mRNA-Therapie und Herzmuskelentzündung

Zuerst in Israel, dann auch in anderen Ländern tauchte der Verdacht auf, dass es einen Zusammenhang zwischen Fällen von Herzmuskelentzündung und einer mRNA-Impfung geben könnte[76]. Interessanterweise gibt es auch bei anderen Impfungen (z.B. Grippeimpfung) seltene Fallberichte von dieser Komplikation. Die höchsten Zahlen gibt es nach der

---

[73] https://pubmed.ncbi.nlm.nih.gov/34058573/
[74] https://pubmed.ncbi.nlm.nih.gov/33663031/
[75] https://pubmed.ncbi.nlm.nih.gov/33522572/
[76] https://pubmed.ncbi.nlm.nih.gov/34185046/

Pockenimpfung, bei der solche Komplikationen bei etwa 8 von 100.000 Geimpften auftritt[77].

Die Ursache ist letztendlich nicht genau geklärt, man nimmt aber an, dass zufällig ein Protein des Herzmuskels eine Ähnlichkeit mit einem der Virusbestandteile aufweist und der Körper deshalb außer der Bekämpfung des Virus als Nebeneffekt auch zumindest vorübergehend gegen Teile des Herzmuskels reagiert und es deshalb dort zu Symptomen einer Herzmuskelentzündung kommt - und dann aus irgendwelchen Gründen auch meistens von selbst wieder zurückgeht. Das kann lediglich mit leichter Atemnot oder verminderter Belastbarkeit einhergehen, im allerschlimmsten Fall aber den Tod verursachen[78].

Bezogen auf die Covid-19-Impfung ist diese Komplikation also nichts grundsätzlich Neues, sondern eher als bekannte Impfkomplikation einzustufen. Entscheidend ist aber natürlich, wie häufig diese Nebenwirkung letztendlich auftritt und wie schwer eine Solche Herzmuskelentzündung verläuft. Und hier kann man Entwarnung geben, denn die Daten zeigen ein nur sehr, sehr seltenes Auftreten. Für die USA wurden bis Juni 2021 etwa 1000 Fälle. Gleichzeitig waren im selben Zeitraum aber 177 Millionen Impfdosen in dieser Altersgruppe verabreicht worden. Das bedeutet, dass diese Komplikation etwa nach einem von 180.000 Impfungen auftritt und damit sehr, sehr selten zu beobachten ist. Darüber hinaus ergeben sich bei den meisten Patienten keine langfristigen Folgen[79].

---

[77] https://pubmed.ncbi.nlm.nih.gov/12824210/
[78] https://pubmed.ncbi.nlm.nih.gov/34118375/
[79] https://www.cdc.gov/coronavirus/2019-ncov/vaccines/safety/

Kann eine mRNA-Impfung Alzheimer auslösen?

Im Abschnitt zum Thema "mRNA-Therapie und Alzheimer" haben wir bereits gesehen, dass neue Therapien die Tendenz haben, allgemeine Befürchtungen auszulösen. In diesen Kontext möchte ich auch die Frage nach der Auslösung von Alzheimer durch eine mRNA-Impfung stellen. Natürlich ist jede Frage nach einer möglichen Komplikation berechtigt und man sollte sich kritisch mit jeder neuen Therapie beschäftigen.

Die Alzheimer-Demenz ist eine Erkrankung, die sich langsam im späteren Verlauf des Lebens entwickelt, oftmals dauert di Entstehung Jahre und Jahrzehnte. Patienten werden zunehmend vergesslich und können schließlich nicht mehr am aktiven Leben teilnehmen, sich nicht mehr ernähren und versterben. Ursächlich für die Entstehung der Erkrankung ist die Ablagerung von Eiweißmolekülen im Gehirn. Es handelt sich dabei um Fragmente und funktionslose Reste von Proteinen, die in Nervenzellen vorkommen. Diese werden normalerweise abgebaut und abtransportiert, bei der Alzheimer-Erkrankung lagern sie sich jedoch im Gehirn ab und führen irgendwann zu den genannten Einschränkungen der Gehirnfunktion. Es gibt aktuell keinerlei Hinweise, dass es irgendeinen Zusammenhang zwischen einer mRNA-Therapie und der Entstehung einer Alzheimer-Erkrankung gibt. Weder in Tierexperimenten, noch in Untersuchungen am Menschen gab es bislang solche Verbindungen. Wie wir bereits wissen, löst eine mRNA-Gabe eine Proteinproduktion den Zielzellen auch nur für eine gewisse Zeit aus. Bereits nach etwa 10-14 Tagen ist der Höhepunkt der Proteinproduktion erreicht und geht wieder zurück. Damit einen Prozess anzustoßen, der über Jahre zu einer Ablagerung von Eiweißmolekülen im Gehirn führt, ist aus meiner Sicht ausgeschlossen.

Löst die mRNA-Impfung eine Allergie aus?

Man kann gegen fast alles allergisch sein. Fast jeder von uns kennt das: Blütenpollen, Hundehaare, Bienengift oder ein Antibiotikum...man muss niesen, husten, die Augen jucken oder man bekommt Hautausschlag und im schlimmsten Fall Kreislaufprobleme und Luftnot. Natürlich kann man auch auf die gespritzten mRNA-Medikamente allergisch reagieren. Das richtet sich dann allerdings in aller Regel nicht gegen die mRNA-Bestandteile direkt, sondern gegen andere Inhaltsstoffe der injizierten Flüssigkeiten. In der bereits angeführten Phase-3-Studie des Biontech-Impfstoffs kam es bei etwa 20.000 Geimpften zu keiner allergischen Reaktion - diese wird jedoch weltweit hin und wieder berichtet. Insbesondere als in den USA im Dezember 2020 losgeimpft wurde, gab es einige Zeitungsberichte über schwere allergische Reaktionen. Das was damals weltweit Gehör fand, vermutlich weil wir alle noch sehr verunsichert waren, wie die neue Therapie ankommen würde, kann inzwischen auch mit Zahlen belegt werden: Insgesamt traten bei fast 1.9 Millionen Erst-Impfungen mit dem Biontech Impfstoff 20 Allergische Reaktionen auf, die eine Behandlung ambulant oder stationär im Krankenhaus erforderten[80]. Todesfälle wurden nicht berichtet.

Offenbar ist eine schwere allergische Reaktion also sehr selten. Daher sollte zwar immer eine Aufklärung vor einer Impfung über mögliche allergische Reaktionen erfolgen, eine wirkliche Bedrohung scheint sie aber nicht oder eben nicht mehr als bei allen anderen Medikamenten darzustellen.

---

[80] https://doi.org/10.1001/jama.2021.0600

Was kann sonst noch passieren?

Wir können die Frage nach allen möglichen Nebenwirkungen nicht abschließend beantworten. Niemand kann das und das gilt im Grunde für alle Therapien. Letztendlich wird immer ein gewisses Risiko verbleiben - wer weiß, was in den nächsten Jahren alles kommt? Es gibt tatsächlich Berichte über ausgefallene Nebenwirkungen der mRNA-Covid-19-Impfung, auf die man von allein niemals gekommen wäre. Beispielsweise haben Augenärzte entdeckt, dass es weltweit einzelne Fälle gibt, bei denen Patienten Reaktionen am Auge beklagten. Es handelt sich um Patienten, die zuvor eine Hornhauttransplantation am Auge erhalten hatten. In zeitlichem Zusammenhang mit der mRNA-Covid-19-Impfung war dort plötzlich eine Abstoßungsreaktion zu sehen[81][82]. Diese ließ sich zwar problemlos behandeln und klang folgenlos ab, aber wer wäre denn auf sowas gekommen?!

Man kann davon ausgehen, dass die durch die Impfung entstandenen Antikörper irgendwie mit Strukturen der transplantierten Gewebe reagiert haben - vermutlich ähnlich wie die Fälle von Herzmuskelentzündung nach mRNA-Covid-19-Impfung.

Andere Wissenschaftler berichten über eine Blutarmut nach einer Covid-19-Impfung. Auch diese war vermutlich durch eine fehlgeleitete Immunreaktion ausgelöst worden und konnte problemlos geheilt werden[83]. Aber auch wenn es sich bei beiden Nebenwirkungen um einzelne Fälle weltweit und unter Hunderten von Millionen Geimpften handelt, und meiner Ansicht nach auch deshalb auf keinen Fall ein Zögern beim Impfen

---

[81] https://pubmed.ncbi.nlm.nih.gov/33910885/
[82] https://pubmed.ncbi.nlm.nih.gov/34029238/
[83] https://pubmed.ncbi.nlm.nih.gov/34258873/

gerechtfertigt ist, sollten wir trotzdem wachsam bleiben und immer eine Abwägung zwischen Risiko und Nutzen vornehmen.

Wortgefechte

In der Diskussion rund um die Covid-19-Impfung werden seit über einem Jahr heftige Diskussionen geführt, gestritten, Freundschaften und vielleicht auch Ehen geopfert. Wie kontrovers die Diskussionen geführt werden, zeigt das Beispiel einer wissenschaftlichen Publikation aus der Schweiz[84], auf das ich zufällig gestoßen bin.

Die Autoren hatten berechnet, wie viele Todesfälle von der Impfung verhindert werden, aber dann auch gleichzeitig durch die Impfung ausgelöst werden. Nur nebenbei bemerkt sei, dass der Erstautor der Studie bisher unzählige wissenschaftliche Artikel geschrieben hatte. Unter anderem über die gute Wirkung von Misteln bei Krebserkrankungen, den Effekt des Rosenkranzbetens auf die Lebensqualität oder das Fernheilen durch Gebete. Jedenfalls kam der Artikel zu dem Schluss, dass mit der Impfung für je 3 verhinderte Covid-Todesfälle umgekehrt 2 Impf-Todesfälle in Kauf genommen werden müssten. Und das müsse unbedingt dazu führen, die Impfstrategie grundlegend zu überdenken, war die Kernaussage. Denn das Impfen sei eben fast so gefährlich wie das Virus selbst. Der Artikel erschien im Juni 2021. Kurz darauf, nämlich im Juli 2021 musste das Team der Redaktion der Zeitschrift peinlicherweise berichten, dass der Artikel zurückgezogen werden müsse[85]. Das passiert in wissenschaftlichen Zeitungen zwar selten, aber doch hin und wieder, wenn sich im Nachhinein herausstellt, dass in einem Artikel Fehler enthalten waren. Im Detail wurde von der Redaktion beschrieben, dass die Berechnungen der Autoren

---

[84] https://pubmed.ncbi.nlm.nih.gov/34202529/
[85] https://pubmed.ncbi.nlm.nih.gov/34232371/

bezüglich der Todesfälle und Nebenwirkungen nach Impfungen schlicht und einfach auf falschen Tatsachen beruht hatten und die Autoren diesen Verdacht auf Nachfrage hin nicht ausräumen konnten.

Aber es bleibt ein kurioser Vorgang: Erst erscheint ein Artikel zu einem hoch-emotionalen Thema von Autoren mit zumindest "vielseitigen" wissenschaftlichen Interesse. Das Abdrucken des Artikels ist offenbar auch ohne ausreichende Prüfung erfolgt. Man kann sich leicht vorstellen, welche Welle an kritischen Reaktion auf diesen Artikel folgte, sodass man ihn in nur 4 Wochen streng prüfen und für schlichtweg falsch einstufen musste. Und das wirklich amüsante (oder traurige) daran ist: Impfbefürworter werden sagen: "Siehste, ist nicht gefährlich!", während die Impfgegner eher meinen: "Siehste, die Wahrheit darf man nicht mehr aussprechen!"

Fazit

Nach allem was wir bisher wissen, ist sowohl die mRNA-Covid-19-Impfung und die mRNA-Therapie grundsätzlich natürlich nicht komplett frei von Nebenwirkungen. Aber nach inzwischen Hunderten Millionen von gespritzten Impfdosen und einem Zeitverlauf von einem Jahr seit den ersten Covid-19-Impfungen in Studien zeigen sich keine schweren oder schwersten Nebenwirkungen, die uns an der mRNA-Therapie grundsätzlich zweifeln lassen. Es scheint gefahrlos möglich zu sein, Menschen eine in Nanopartikel verpackte mRNA zu verabreichen. Und hier möchte ich Sie noch auf die Bedeutung dieser Information hinweisen.

Merke: Die Technik der mRNA-Therapie erscheint grundsätzlich sicher.

Natürlich wissen wir noch längst noch alles über die Therapie und mögliche Nebenwirkungen hängen auch

166

wesentlich davon ab, welche mRNA in die Nanopartikel verpackt wird. Aber das Verfahren an sich scheint sicher - so wie es auch sicher erscheint, dass wir alle Medikamente in Tablettenform zu uns nehmen. Man darf die Risiken dieser neuen Therapie natürlich nicht verharmlosen und die Risiken jeder Therapie müssen immer gegen den potenziellen Nutzen abgewogen werden. Aber ich möchte daran erinnern, wie die Situation im Winter 2020 war: Die Covid-Pandemie tobte, die Impfstoffe waren frisch auf dem Markt und die Skepsis groß. Viele Gerüchte und Warnungen kursierten über allergische Schockreaktionen, Unfruchtbarkeit, Demenz, Schäden für ungeborenes Leben oder Kinder, Gen-Schäden oder Zombie-Ausbrüche, die von einer gespritzten mRNA ausgelöst werden könnten. In Deutschland wurde aus Unsicherheit über mögliche Folgen bis weit in das Jahr 2021 auf die Impfung von Schwangeren oder Stillenden weitgehend verzichtet, was gut die allgemeine Unsicherheit illustriert. Einige der Bedenken hat die Wissenschaft inzwischen durch Untersuchungen von geimpften Personen ausräumen können - anderes hat die Zeit geheilt: die gute Verträglichkeit nach Milliarden von Injektionen spricht eine eigene Sprache. Und immer, wenn mich jemand fragt, ob es stimmt, dass die Impfung gefährlich ist, dann antworte ich: "Wie viele Personen kennst Du, die eine Covid-Erkrankung hatten und darunter gelitten haben? Und wie viele Personen kennst Du, die eine Covid-Impfung hatten und darunter gelitten haben?"

Ich möchte damit nicht sagen, dass eine mRNA-Therapie keine Nebenwirkungen hat, aber es geht immer - wie oben bereits erwähnt - um eine Abwägung zwischen Nutzen und Risiko einer Therapie. Und dieses Gleichgewicht erscheint zumindest aus heutiger Perspektive stark auf Seiten der mRNA-Therapie zu liegen.

Merke: Und das bezieht sich nicht nur auf die Covid-19-Impfung, sondern lässt auch erwarten, dass die mRNA-Therapie als neue Technik für die Behandlung vieler Erkrankungen sicher eingesetzt werden kann.

Geschichte der mRNA-Therapie

Für den einen oder anderen vielleicht total langweilig, aber ein kleiner Blick auf die Entwicklungsgeschichte der mRNA-Therapie darf natürlich in diesem Buch auch nicht fehlen! Ich hoffe, ich kann Ihnen die Einzelheiten aber etwas spannender servieren, als ich das von meinem Geschichtsunterricht der 9. Klasse in Erinnerung habe?!

Das Ganze geht eigentlich schon 1961 los, denn vorher wusste man noch gar nicht genau Bescheid über die mRNA, die ja mikroskopisch klein in den Zellen vorliegt. Aber damals zeigte eine Forschergruppe, zu der unter anderem auch der Südafrikaner Sydney Brenner gehört, dass es die mRNA gibt und welche Funktion sie in den Zellen übernimmt. Sydney Brenner hat übrigens im Jahr 2002 mit mehreren Kollegen zusammen den Nobelpreis für Physik und Medizin erhalten. Das zwar nicht für die Entdeckung der mRNA im Einzelnen, aber insgesamt für seine Forschung im Bereich der DNA und RNA.

Danach dauert es fast 20 Jahre bis 1978, bis der nächste Schritt in der Forschung gelang. Allein das Wissen um die mRNA und ihre Funktion im Körper reicht ja längst noch nicht aus, aber die Forscher machten sich bereits sehr früh weitere Gedanken und zeigten dann, dass man eine mRNA auch von außen in eine Zelle einbringen kann. Ein sehr wichtiger, wenn nicht **der** wichtigste Schritt für die mRNA-Therapie, wie wir inzwischen gelernt haben. Und das muss für viele Forscher damals elektrisierend gewesen sein, denn natürlich stellte sich dann schnell die Frage: Wenn wir Baupläne für Proteine in Form von mRNA in die Zellen einschleusen können - können wir damit dann nicht auch die Zelle dazu bringen, diese Proteine herzustellen? Allerdings war es doch noch längst nicht soweit, diesen nächsten Schritt zu untersuchen. Denn es erwies sich doch deutlich schwerer als vielleicht gedacht, eine mRNA so in eine Zelle einzubringen, dass diese damit auch was anfangen kann.

Fast 20 weitere Jahre mussten immer neue Forschungen an der Struktur und Zusammensetzung der Nanopartikel durchgeführt werden. Das sind diese kleinen Fettbläschen, in die man die mRNA verpacken muss für den Transport in die Zelle. Erst Anfang der 1990er Jahre war man dann soweit, mRNA zuerst in Mäusen für eine Impfung einsetzen zu können.

Der Franzose Frederic Martinon wird hier oft als einer der wichtigsten Entwickler genannt, denn er konnte zusammen mit seinen Kollegen 1993 in einer wissenschaftlichen Arbeit beschreiben, dass es tatsächlich zu einer Reaktion der Immunzellen kommt, wenn eine mRNA gespritzt wird. In dieser Arbeit zeigte er, dass bestimmte Immunzellen von Mäusen, denen er mRNA von Grippeviren gespritzt hatte, eine verbesserte Immunabwehr gegen Grippeviren entwickelten. Und zwar spannenderweise in ganz ähnlicher Art und Weise, wie man es nach einem Kontakt mit einem "echten" Grippevirus beobachten konnte.

Damit stand sozusagen das Grundgerüst für die ersten mRNA-Impfungen zumindest in Tierversuchen und nun ging es natürlich weiter mit der Frage, ob das auch beim Menschen so funktionieren würde. Genau das konnte glücklicherweise - wie wir heute wissen - in den Folgejahren in immer weiteren Experimenten ebenfalls gezeigt werden. Allerdings gab es doch das eine oder andere Problem, das man zuerst lösen musste. So erwies es sich nämlich als gar nicht so einfach, die mRNA in geeigneter Form in die richtigen Zellen einzuschleusen. Hier waren umfangreiche Forschungen an der Struktur der Nanopartikel nötig. Forscher setzen diese aus immer anderen Bausteinen zusammen und untersuchten, wie menschliche Zellen dann darauf reagierten.

170

Ein weiteres Problem war die Immunabwehr des Menschen, die ja daraus eingerichtet ist, alles Fremde zu erkennen und zu bekämpfen...und das galt ja auch für die gespritzten mRNA-Partikeln. Durch immer neue Veränderung der mRNA-Struktur in den Nanopartikel und den Zusatz spezieller Hemmstoffe konnte auch dieses Problem gelöst werden.

Inzwischen waren immer mehr Forscher auf diese spannenden Ergebnisse aufmerksam geworden und sahen das Potenzial einer möglichen, ganz neuen Art von Medikamenten. Das brachte nach und nach auch Investoren auf den Plan, die mit ihrem Geld die Forschungen, die bis dahin im Wesentlichen an Universitäten und ihren Laboren stattgefunden hatten, unterstützten.

Erste Firmen wurden gegründet und trieben die Forschungen weiter voran in der Hoffnung, vielleicht als allererste ein ganz neues Medikament auf den Markt bringen und verkaufen zu können. Innerhalb von nur wenigen Jahren tauchten plötzlich verschiedene Firmen auf und starteten den Wettlauf um Investorengelder und die Entwicklung der ersten mRNA-Medikamente: Im Jahr 2000 wurde die Firma CureVac als erste gegründet, wenig später ging es Schlag auf Schlag: 2008 kam Biontech hinzu, 2010 die amerikanische Firma Moderna sowie 2011 die ebenfalls Firma TranslateBio und 2013 Arcturus Therapeutics.

Die Folgezeit bis zum Jahr 2020 nutzen die Firmen dann, um ihre Techniken der mRNA-Herstellung und "Verpackung" weiter zu optimieren, um die Wirkung der mRNA-Gaben zu verbessern. Sie starteten parallel dazu erste Studien an Menschen und Tieren, um tatsächlich nun auch mal einen richtigen Erfolg feiern und ein Produkt auf den Markt bringen zu können. Gewonnen hat das Rennen am Ende die Firma

Biontech aus Deutschland in Kooperation mit dem amerikanischen Unternehmen Pfizer im Jahr 2020, als es ihnen gelang, als erste einen mRNA-Impfstoff gegen das Covid-19-Virus zu entwickeln und weltweit in den alltäglichen Einsatz zu bringen. Und wir dürfen gespannt sein, was noch alles aus den Labors der Firmen auf uns zukommen wird - die Entwicklungspipelines sind voll von spannenden Produkten, die sich in verschiedenen Stufen der Forschung befinden und die nächsten Jahre spannend werden lassen.

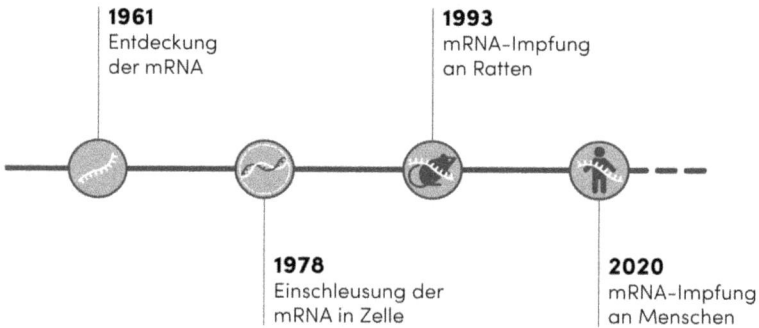

1961
Entdeckung
der mRNA

1993
mRNA-Impfung
an Ratten

1978
Einschleusung der
mRNA in Zelle

2020
mRNA-Impfung
an Menschen

Abbildung 56: Grobe Zeitleiste der Entwicklung der mRNA

Vom Labor zur Marktzulassung

Damit Sie verstehen, wie weit die Forschungen bei den einzelnen mRNA-Produkten vorangeschritten ist, müssen Sie ein paar Grundlagen über die Rahmenbedingungen der Pharmaforschung wissen. Außerdem werde ich in diesem Rahmen auch auf die Entwicklung der Covid-19-Impfstoffe eingehen, die ja für uns alle gefühlt verdammt schnell ging und so manch einer hat da ein ungutes Gefühl zurückbehalten.

Denn es gibt tatsächlich weltweit sehr strenge Regeln, wie man ein neues Medikament entwickeln und untersuchen muss, bis man es auf den Markt bringen darf. Das ist natürlich auch absolut wichtig, um eine größtmögliche Sicherheit aller auf dem Markt befindlichen Medikamente zu erreichen. Denken Sie nur an den Schaden und das Leid, das entsteht, wenn Medikamente auf den Markt kommen, die schwere Nebenwirkungen hervorrufen. Es gibt trotz aller Entwicklungsvorgaben immer wieder Fälle von Medikamenten, die diese Entwicklungsstufen durchlaufen, als sicher gelten und auf den Markt kommen - und dann Monate oder Jahre später doch wieder vom Markt genommen werden müssen. Denken Sie dabei an die "Contergan-Kinder", die schwere Entwicklungsschäden davontrugen, wenn die Mütter während der Schwangerschaft das in den 60er Jahren weit verbreitete Schlafmittel Contergan einnahmen. Das ist nur eines der bekanntesten Beispiele, aber es gibt unzählige Beispiele von Medikamenten, die trotz aller vorherigen Studien wieder vom Markt genommen werden mussten, da sich bedeutende Nebenwirkungen zeigten. Umgekehrt können wir bei allen zugelassenen Medikamenten aber auf ein hohes Sicherheitsniveau zählen, denn verschiedene Entwicklungsstufen müssen bis zur Markteinführung durchlaufen werden:

Schritt 1: Laborforschung	Experimente an Zellen und Tierexperimente dienen dazu, grundsätzliche Wirkungen von Substanzen zu erforschen und Nebenwirkungen an Tieren auszuschließen.
Schritt 2: Phase 1 klinische Studie	Wenn ein Medikament entwickelt wurde und die Ergebnisse der Laborforschung eine gute Wirkung und eine gute Verträglichkeit zeigen, kann dieser Wirkstoff durch eine sorgfältig geplante Studie auch Menschen verabreicht werden. Ziel einer Phase-1-Studie ist lediglich die Sicherheit und Verträglichkeit: Es dürfen keine schweren Nebenwirkungen auftreten.
Schritt 3: Phase 2 klinische Studie	Nachdem festgestellt wurde, dass der Wirkstoff grundsätzlich gut vertragen wird, soll nun die Wirkung genauer unter die Lupe genommen werden. Dafür erhalten Patienten mit der Erkrankung, für die der Wirkstoff entwickelt wurde, die Therapie oft in verschiedener Dosierung und es werden diesmal Wirkung und auch nochmals die Verträglichkeit und Sicherheit untersucht. Phase-2-Studien werden dabei nur an kleineren Patientengruppen durchgeführt.
Schritt 4: Phase 3 klinische Studie	Nachdem die vorherigen Studien gezeigt haben, dass der Wirkstoff sicher angewandt werden kann (Phase 1) und auch eine gewünschte Wirkung entfaltet (Phase 2), wird nun eine groß angelegte Studie durchgeführt, um auch an einer Vielzahl von Patienten diese Ergebnisse nochmals zu bestätigen. Diese großen Studien schließen hunderte oder tausende Patienten ein und bringen dadurch einen großen Datenschatz über den entwickelten Wirkstoff.
Schritt 5: Zulassung	Die Zulassung eines Medikaments kann nur durch die entsprechenden Behörden erteilt werden, wenn diese die kompletten Daten aus den durchgeführten Klinischen Studien vorgelegt bekommen und einer sorgfältigen Analyse unterziehen. Steht am Ende dieser Unabhängigen Analyse eine positive Beurteilung durch die Zulassungsbehörde, kann der Entwickler des Wirkstoffes diesen als Medikament endlich auf den Markt bringen und verkaufen.

Sie sehen, dass der Weg bis zur Marktreife eines Medikamentes sehr lang und mit vielen Hürden gespickt ist. Und um jeweils den nächsten Schritt gehen zu können, müssen immer die Daten der vorangegangenen Forschung bei der Beantragung einer Genehmigung für weitere Studien eingereicht werden. Die Durchführung einer Studie am Menschen Bedarf immer einer Genehmigung entweder durch das Paul-Ehrlich-Institut oder das Bundesministerium für Arzneimittel und Medizinprodukte.

Die Entwicklung von ersten Laborversuchen bis hin zu einer Marktzulassung dauern daher oft Jahrzehnte. Allerdings werden in der Praxis auch manchmal Schritte zusammengelegt. Das erfolgte auch bei der Entwicklung der mRNA-Impfstoffe. Wenn beispielsweise für eine Phase-1-Studie Personen geimpft werden und man das Hauptaugenmerk auf die Verträglichkeit des Impfstoffes legt, wird meistens bei denselben Personen eine mögliche Wirkung der verabreichten Stoffe untersucht.

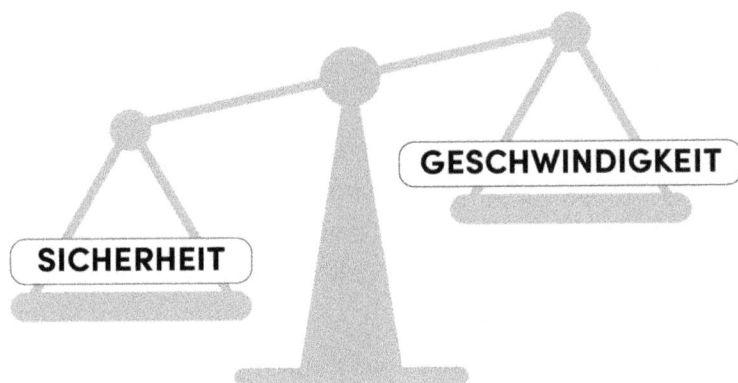

Abbildung 57: Bei der Entwicklung neuer Therapien muss die Sicherheit für Patienten und Probanden immer Vorrang haben.

Die Einhaltung der verschiedenen Schritte der Entwicklung und die jeweilige behördliche Genehmigung ist natürlich extrem wichtig im Sinne unser aller Sicherheit. Diese

Entwicklungsstufen sind seit Jahrzehnten so etabliert und funktionieren vergleichsweise gut - auch wenn es doch immer wieder Nebenwirkungen gibt, die sich auch erst nach Jahren in der breiten Anwendung zeigen können. Letztendlich geht es bei der Zulassung eines neuen Medikamentes aber natürlich um eine möglichst sichere Beurteilung aufgrund eines breiten Datenschatzes auf der einen Seite, andererseits aber auch um die möglichst zügige Entwicklung neuer Medikamente zur Behandlung von vielleicht sogar lebensverkürzenden Erkrankungen.

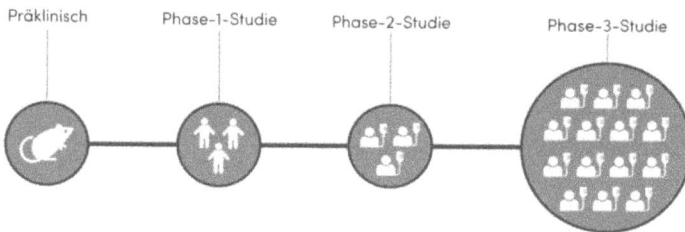

Abbildung 58: Darstellung der Reihenfolge unterschiedlichen Entwicklungsschritte auf dem Weg zur Marktzulassung eines Medikamentes.

Auch wenn es am sichersten wäre, neue Medikamente zunächst Jahrzehnte an ausgewählten Menschen zu testen, das wäre dann wiederum kaum im Sinne der Patienten, die an einer vielleicht lebensverkürzenden Erkrankung leiden und sehnlich auf eine Therapie warten.

Sicherlich hat jeder von uns dazu seine eigene, berechtigte Meinung und ich möchte hier auch kein Urteil über diese Zulassungsroutine fällen. Ich ganz persönlich glaube aber, dass neben allen Schwierigkeiten und Sonderinteressen der Pharmaindustrie die Zulassung von neuen Therapiemöglichkeiten ganz gut geregelt ist.

Übrigens dauert so ein Zulassungsprozess üblicherweise Jahre oder Jahrzehnte von den ersten Versuchen an irgendwelchen Zellen im Reagenzglas bis hin zur fertigen Phase-3-Studie.

Im Fall der mRNA-Covid-Impfstoffe erfolgten zumindest die Entwicklungsstufen daher mehr oder weniger in Lichtgeschwindigkeit - verglichen mit dem üblichen Vorgehen.

Ausblick und Beurteilung

Nachdem ich versucht habe, Ihnen einen Überblick über die wichtigsten Bereiche der mRNA-Therapie zu geben, soll am Ende eine abschließende Beurteilung aus meiner Sicht und ein Ausblick nicht fehlen.

Wir haben gesehen, dass die mRNA-Therapie extrem vielversprechend ist und als verlässliche und relativ einfach durchzuführende Technik in vielen Bereichen das Ziel der gewünschten Proteinproduktion durch die Zielzellen erreicht. Wir sind zwar nur bei den Covid-19-Impfungen soweit, dass es zugelassene Produkte gibt, aber andere werden nicht lange auf sich warten lassen - das ergibt sich aus den zum Teil schon weit fortgeschrittenen Studien. Der universelle Ansatz der mRNA-Technik wird uns vermutlich in den nächsten Jahren eine Fülle an neuen Therapien bescheren. Wichtig für die weitere Entwicklung ist dabei auch, dass wir gelernt haben, dass die Technik grundsätzlich sicher ist. Menschen in Nanopartikel verpackte mRNA zu spritzen, scheint gut verträglich und sicher zu sein - soweit wir das heute wissen. Und es gibt unzählige Proteine in menschlichen Zellen, die bei verschiedensten Krankheiten eine Rolle spielen und egal was man tut:

- das Immunsystem auf diese Proteine hetzen,
- das Immunsystem von diesen Proteinen ablenken oder
- diese Proteine produzieren,

die Möglichkeiten sind fast unbegrenzt. Allerdings muss man auch die Grenzen der Therapie sehen, mit denen wir aktuell noch konfrontiert sind. Es fehlt noch ein wenig an der Zielgenauigkeit der mRNA-Gabe. Am weitesten fortgeschritten sind Therapien, die man "blind" in Haut oder Muskel spritzen kann, um im Körper eine Reaktion hervorzurufen. Andere

Therapien, die man während einer Operation in ein Organ spritzen kann, zeigen ebenfalls gute Ergebnisse. Was jedoch noch fehlt, ist die Steuerbarkeit der Nanopartikel dahingehend, dass diese bei Injektion oder Infusion ganz bestimmte Zellen oder Organe nach unseren Wünschen erreichen. So sind die Therapieansätze bei Erkrankungen des Gehirns aktuell nur mit einer Infusion direkt ins Gehirn umsetzbar - für Studien am Menschen absolut nicht denkbar. Von daher bin ich selbst sehr gespannt, was sich die nächsten Jahre noch tun wird.

Die Milliarden, die aktuell von den Covid-19-Impfstoffen in die Kassen der Firmen gespült werden, werden die Entwicklungsarbeiten befeuern und beschleunigen. Wo die vor wenigen Jahren gegründeten Unternehmen bis vor kurzem noch sorgsam haushalten und bei Investoren um Geld betteln mussten, sind Investitionen keine Grenzen mehr gesetzt. Die Mitarbeiterzahlen von Biontech zeigen, wohin die Reise geht:

Jahr	Mitarbeiter Biontech
2017	710
2018	1026
2019	1323
2020	1941
2021	ca. 3000

Im Zeitraum Januar-März 2020 (also vor der Pandemie) hatte Biontech etwa 30 Millionen Euro verdient. Januar bis März 2021 waren es etwa 2.000 Millionen. Das ist Brandbeschleuniger für die Entwicklung! Wurden in den Jahren 2012 bis 2019 zusammen 265 Millionen in die Forschung bei

Biontech entwickelt, waren es allein 2020 bereits über 400 Millionen und für 2021 werden etwa 800 Millionen angepeilt[86]! Wir werden von den aktuellen Playern Moderna, Biontech und anderen sicherlich noch eine Menge hören, lesen und aufregende Entwicklungen verfolgen können.

Neue Entwicklungen, Techniken und Entwicklungen rufen bei uns verständlicherweise oft zunächst Misstrauen und ein gewissen Unbehagen aus. Trotzdem bin ich weiterhin davon überzeugt, dass die mRNA-Impfstoffe im Jahr 2020 eine gute Entwicklung waren, die vermutlich noch zu der einen oder anderen wirklich essentiellen neuen Therapie führen werden.

Letztendlich darf man nicht vergessen, um was es neben den Ehren für die Wissenschaftler und materielle Gewinne für Pharmafirmen und Aktionäre eigentlich geht: <u>Um die Behandlung von Patienten, die dadurch Lebensqualität und Lebenszeit gewinnen.</u>

---

[86] https://investors.biontech.de/static-files/9fdfbc6a-adeb-4df6-ad7e-f29099cadaa3

Lightning Source UK Ltd.
Milton Keynes UK
UKHW020803181121
394190UK00010B/1145